新安孤本醫籍叢刊

第一輯

王鵬/主編

2019年度國家古籍整理出版專項經費資助項目

傷寒從新 肆

〔清〕王潤基/撰　王鵬/提要

U0215880

北京科学技术出版社

傷寒從新

拾一

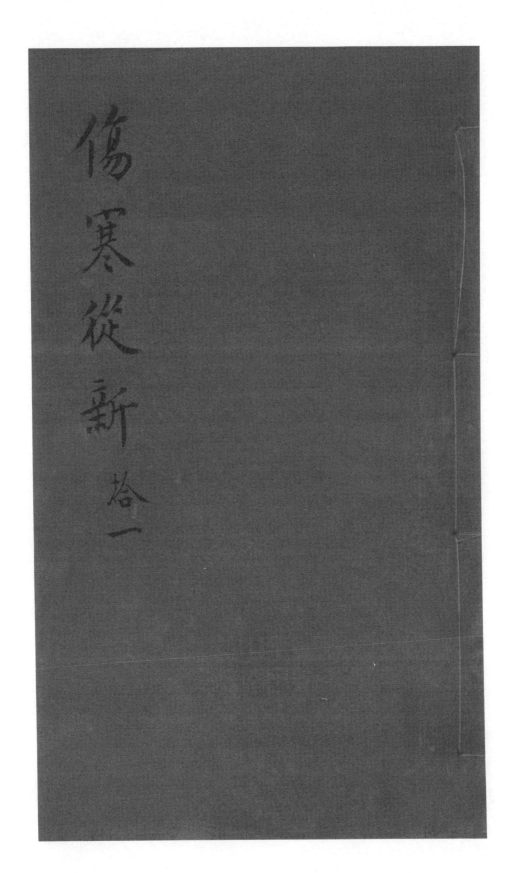

傷寒從新卷七

漢張機原文　寓苕溪王少峰輯學
受業　張子菴校字

太陰全篇 附新法

太陰藏寒證第一
誤下熱傳太陰證第二
太陰轉陽明府證第三　太陰轉陽明經證第四
太陰經自解證第四
腹滿　腹痛　發黄　吐利
三陰總辨
正太陰古法

太陰新法 九條 附發斑疹

總論太陰經大意

張路玉曰太陰居三陽二陰之間本無外中之寒即有中風亦必緣飲食後腠理疎而入故太陰但有桂枝而無麻黄證也尚論以為但舉桂枝而麻黄不待言者亦未達此義或言太陰既無中寒何得有四逆湯證曰此盖脾胃素虚之人内傷飲食得之故太陰寒證但曰藏寒不曰中寒其他傳經之證或言先傷飲食或緣攻下所致故太陰傳經之邪無大熱證非少陰厥陰之比惟桂枝大黄湯一

證乃緣誤下之劑也即先傷飲食致傳者亦必邪傳胃府乃可攻下大率當下當溫以腹之或滿或痛辨其虛實治之為當也若循經從少陽傳次太陰不過往来寒熱等少陽證罷而見煩躁不安腹滿時痛手足自溫肌肉重按則熱肌表却不熱脉沉細或微畏寒足冷當從傳經例隨證分解之

吳坤安曰東南之地水潦歸焉居其處者多蒙濕邪之害然閩廣濕勝江浙則濕熱相兼感之為病内應太陰以太陰濕土所主也

金鑑曰六氣之邪感人雖同而生病各異者

何也蓋以人之形有厚薄氣有盛衰藏有寒熱所受之邪每從其人之藏氣而化故化故生病各異也是以或從虛化或從實化或從寒化或從熱化譬諸水火水盛則火滅火盛則水耗物盛從化理固然也誠知乎此又何疑乎陽邪傳陰變寒化熱而遂以為奇耶自後漢迄今千載以来皆謂三陰寒邪不傳且以傷寒傳經陰邪謂為直中抑知直中乃中寒之證非傳經之邪耶是皆未曾熟讀仲景之書故有此誤耳如論中下利腹脹滿身体疼痛者先温其裡乃攻其表温裡宜四逆攻

表宜桂枝湯此三陽陽邪傳入太陰邪從陰化之寒證也如少陰病下利白通湯主之此太陰寒邪傳少陰之寒證也如下利清穀裡寒外熱汗出而厥者通脉四逆湯主之此少陰寒邪傳厥陰之寒證也皆歷歷可據豈得謂傷寒陰不相傳無陽從陰化之理乎夫太陰濕土純陰之藏也故病一入太陰則邪從陰化者多從陽化者少從陰化者如論中腹滿吐食自利不渴手足自溫時腹自痛宜服理中四逆輩者是也從陽化者如論中發汗後不解腹滿痛者急下之宜大承氣湯腹滿

大實痛者宜桂枝加大黄湯主之者是也盖脾與胃同處腹中故腹滿腹痛兩皆有之然腹滿為太陰主病心下滿為陽明主病其陽明亦有腹滿者以陽明腹滿與熱同化故必潮熱自汗不大便之證而不似太陰與濕同化有發黄暴煩下利穢腐之證也誠能更於腹之時痛大實痛腹滿痛處詳審虛實斟酌温下則了無餘義矣故以此括之自知太陰之要法也

尤在涇曰太陰者土也在臟為脾在氣為濕傷寒傳經之熱入而與濕相搏則為腹滿吐

利等證直中之寒入而與溼相搏亦為腹滿吐利等證但有肢冷肢溫脉遲脉數口渴不渴之異耳又三陰三陽之裡而三陰亦自有表裡是以風寒所中不必盡入於藏而亦留連於經故有太陰中風之條與桂枝發汗之法又下利腹脹滿身体疼痛者此為經藏俱病之證故與先裡先表之法乃今之論三陰者但云直中傳經而已是知有三陰之裡不知有三陰之表也茲篇先列臟病次列經病又次為經臟俱病凡十條為一卷

程應旄曰太陰以脾為臟脾具坤靜之德而

有乾健之能不於陰中助陽乾何由健故首以不可下為戒而急法以宜温大旨了然矣條中有桂枝湯而無麻黄湯桂枝胎建中之體無碍於温也僅有大實痛一證只加大黄並無三承氣之犯猶且以脾弱易動為慮曰設當無大黄芍藥者宜减之諄切至矣究其旨要唯脾家實腐穢當去七字乃一篇之大関鍵温之宜四逆輩意在實脾云耳脾實則邪自去首尾照應如此至於中風一條不但無三陽中風之加劇而反期之以自愈陰得陽以化即此可談三陰之治法矣

又曰東垣一生學問全從太陰篇得力脾家實腐穢當去所以有補中調中之法脉浮者可發汗所以有升陽益氣之法其易桂枝以升柴者以太陰在傷寒多虚寒在内傷多虚熱耳且仲景所論者太陰與陽明各而東垣所治者太陰與陽明俱也雖不曰温之宜四逆輩而補中益氣湯例援及甘温除大熱一智包括無窮若其證屬虚寒則東垣之草豆蔻丸木香順氣湯輩正自难指屈也余嘗以東垣之於仲景猶曾子之子夫子也仲景之傷寒論則曰吾道一以貫之東垣之脾胃論

則曰夫子之道忠恕而已矣惜乎少门人之一問遂令仲景自仲景東垣自東垣而傷寒內傷舉世視爲兩岐矣

胡章及曰太陰篇之法獨畧非略也散見于六經也六經之症未有能外太陰者以脾爲一身之主也脾氣獨健何病不愈否則諸法皆不驗矣

黄仲理曰太陰之為病腹滿而吐食不下自利益甚時腹自痛者宜理中也陰經少有用桂枝湯者如此證若脉浮即用桂枝湯微汗之若悪寒甚不已者非理中四逆不可也三

陰俱有惡寒但喜厚衣即惡寒也前證若下之必胸下結硬又宜瀉心湯也雖然用瀉心者由誤下而致非傳經熱邪也三陰雖皆有傳經熱邪故自有熱證與此陰證不同大宜詳究太陰經治法有汗下溫和解

葉天士曰太陰脾經為三陰之首若寒邪卒中直犯本經者一時便發腹痛或吐或利俱宜溫之若四五日而發腹滿嗌乾此傳經之邪也又宜和之如不渴而利者寒也理中湯溫之渴而利者熱也豬苓湯清之△按寒熱二症皆有腹滿以熱陷於內邪氣盛而充塞

也寒勝於內胃氣虛而壅滯也

呂震名曰太陰為陰中之至陰太陰之前名曰廣明太陰之後名曰少陰太陰受病不能為陽明行其津液而少陰腎水因泛溢而無所制故見吐利滿痛等證仲景以是為太陰病之提綱太陰屬裡吐利滿痛皆裡證也凡傷寒之邪在陽經誤治轉陷入陰者必種種表證全罷但見吐利滿痛等證卻是邪入太陰之候然又必以脉為辨故仲景云太陰病脉浮者可發汗宜桂枝湯太陰病脉本當沉今反浮則是雖見太陰病而邪尚逗留于表

仍可逆挽其邪使從表解由是推之則太陰之脉必主沉又不必言矣太陰證具而脉又沉即宜專就太陰論治若邪犯太陰而因傳經而本經自病者亦當專就太陰論治內經言三陰之離合太陰為開厥陰為闔少陰為樞飲食入胃全恃太陰司轉輸之職太陰受病則轉輸之道窒故食不下腹滿時痛因之上涌則吐下注則利其主治之法大約宜扶植中州陽氣使復其轉輸之常職則病自已仲景辨列六經而太陰獨略然就此義而引伸觸類大旨初不越乎此奚俟繁言哉

又曰问曰太陰病治宜主温乎答曰此不可執一而論寒邪直中太陰而本經自病者是當急温無疑矣其有陽經之邪熱過寒生而轉入太陰者亦當主温若屬熱邪陷入太陰而見吐利滿痛等證者純温非宜純清亦不宜則惟有和之一法如所謂太陰病脉浮者可發汗宜桂枝湯此逆挽其陷入之邪仍從外解而方中甘芍姜棗亦足以奠安太陰是和法也若本太陽病因誤下而腹滿時痛轉屬太陰者用桂枝加芍藥湯此仍用桂枝升舉陽邪但倍芍藥以收太陰之逆氣是亦和

法也若大實痛者不下則痛勢須臾难緩峻下又恐脾陰隨下利而盡洩故仍用桂枝升擧陽邪但加大黄以微和胃氣亦和法也三陰經中以少陰厥陰尚有實熱之證可用大寒大下者太陰濕土位處中州全賴陽氣布護以資健運轉輸之力病在太陰雖屬熱因切不可用寒凉直折遏抑陽氣陰邪愈錮故仲景又謂太陰為病設當行大黄芍藥者宜減之以其人胃氣弱易動故也觀此則太陰病之治當主温可知矣而治太陰之病不可呆執温法又可知矣不知温法者不可與議

太陰本藏虛寒之病徒執温法者不可與議太陰他經傳變之病仲景治太陰病法大約以升舉陽氣為主或當急温或宜兼清兼下隨證變通後世李東垣脾胃論殆能覷破此旨其處方似甚夾雜而於陰陽升降之機應乎其得之矣

唐宗海曰太陰者陰之極大者也太陽如天太陰如地天無所不包故太陽起于至陰而極于皮毛地無在不有故太陰內連各藏而外連皮毛太陰者脾臟也俗名連貼西醫云脾形曲如帶居胃後在連網之上內經云脾

之與胃以膜相連耳膜是三焦之物膜上之膏油即脾之物也蓋言脾臟則形名連貼而言脾所司之物則內為膏油外為肌肉脾旺納穀化生膏油從內達外生出肥肉是內外皆脾之物所充周也故曰太陰言其大無不至是象夫大地也顧言体則曰地而言其用則曰土內經云中央生溼溼生土土生甘甘生脾又曰太陰之上濕氣治之溼者土之本氣也土之有濕則必膏壤脾秉濕氣是生膏油膏油滑利則水道暢故脾土主利水膏油生於膜上膜內有熱水不通則蒸發膏油之

色而為發黃膏油外達是生肌肉凡肌肉之邪皆屬脾分故桂枝湯多補託脾氣之藥脾之膏油內連腸胃腸胃中食物賴膏油之溼腐之若膏油不能灌溉腸胃則枯燥結鞕膏油乾縮名曰脾約言脾所司之膏油收縮則大便鞕也

柯琴曰太陽以陰為根而太陰以陽為本太陽不敢妄汗恐亡少陰之津也太陰不敢輕下恐傷陽明之氣也太陰本無下症因太陽妄下而陽邪下陷于太陰因而有桂枝加芍藥等法太陰脉弱知胃氣易動便當少加矣

二百一三

此因裡急後重者不可不用又不可用故如此可觧耳

汗　桂枝湯　桂枝加芍藥湯

下　桂枝加大黄湯

温　四逆湯　理中湯

和觧　梔子栢皮湯　茵蔯五苓散

太陰藏寒證第一

太陰之為病腹滿而吐食不下自利益甚時腹自痛若下之必胸下結鞕

金鑑曰太陰脾經也其脉布胃中絡於嗌寒邪傳於太陰故腹滿時腹自痛寒邪循脉犯

胃故吐食不下此太陰裡虛邪從寒化之證也當以理中四逆輩溫之若腹滿嗌乾不大便大實痛始為太陰裡實邪從熱化之證當以桂枝加大黃湯下之矣若以太陰虛寒之滿痛而誤認為太陰實熱之滿痛而下之則虛寒相搏必變為藏結痞鞕及自利益甚矣此太陰病全篇之提綱後凡稱太陰病者皆指此證而言也

又按吳人駒曰自利益甚四字當在必胸下結鞕句之下其說甚是若在吐食不下句之下則是已吐食不下而自利益甚矣仲景復

曰若下之、無所謂也

程應旄曰陽邪亦有腹滿得吐則滿去而食可下者今腹滿而吐食不下則滿為寒脹吐為寒格也陽邪亦有下利腹痛得利則痛隨利減者今下利而時腹自痛則利為寒利痛為寒痛也曰胸下陰邪結於胸下之陰分異於陽邪結胸之在胸且按之而痛也曰結鞕無陽以化氣則為堅陰異於痞之濡而耎也彼皆陽從上陷而阻留此則陰從下逆而不歸寒熱大別也

吳人駒曰自利有時而腹自痛非若積蓄而

常痛者若以諸痛為實從而下之其滿益甚必令胸下皆為結鞕而自利益甚矣

俞昌曰腹滿自利太陰之本證也吐而食不下則邪迫於上利甚而腹痛則邪迫於下上下交亂胃中空虛此但可行温散設不知而誤下之其在下之邪可去而在上之邪陷矣故胸下結鞕與結胸之變頗同胃中津液上結胸中陽氣不布卒難開也

尤在涇曰此足太陰病之的證也太陰之脉入腹屬脾絡胃上膈俠咽故其病有腹滿而吐食不下自利腹痛等證然太陰為病不特

傷寒如是即雜病亦如是但有屬陰屬陽為盛為虛之分耳而太陰者藏也滿而不寔法不可下若下之則胸下結鞕中氣傷者邪氣必結也

魏荔彤曰邪自外感太陽先中之邪自內傳太陰先受之少陽之邪既不能由半表而達表必由半裡而入裡而裡三陰之太陰又為三陰之表內經云太陰主開是也所以少陽之邪傳經必先及太陰亦不離內外表裡之義而已矣腹滿而吐食不下自利腹痛純為太陰溼土失鎮奠之令故症全見于腸胃肚

腹之間本為三陽之邪陷入陰經為患法當升散其邪復還陽分若以滿痛為實邪而下之則陽愈陷而下沉陰愈凝而不散胸下結鞕有似太陽之結胸而在下有似太陽之心下痞而又在上胸下結鞕所以為太陰誤下獨見之症者如此

又曰傷寒傳經之邪無論在太陽為風因寒因及遍歷三陽皆成熱邪復由陽而入陰或悞下悞汗又能變虛生寒此病之變易莫測也惟其為熱邪所以作滿而能吐若寒邪但脹滿不食必不能上逆為嘔吐矣自利而時

腹痛利為挾熱時痛亦熱邪若寒邪則痛隱隱無已時矣所以知其確為熱邪也況凡病初得為寒久痛多熱亦理之常太陽風寒之邪傳陽明時已變熱矣未有無所因而忽又變寒入三陰者如謂入三陰即為寒何以有繫在太陰之發黃也發黃亦為寒邪也又何以三陰篇中用苦寒之剂仲景立法不一而足豈智不足耶總以傳經與直中之邪分路不明故見仲師立一温散之法便謂傳經為寒邪及見一恣用苦寒之法便自已亦說不周全遂含糊了事便罷余不得不于三陰之

首條力爭之曰直中有寒傳經悉熱此二語確乎不易再太陽結胸痞皆經悞下而成亦屬風寒在表之邪日久變熱遂成結胸故風為陽邪聚於陽分寒為陰邪聚於低分然風因寒因俱為已變熱之邪無異也所以陷胸瀉心内俱有苦寒之味今此胸下結鞕又豈能外陷胸瀉心别求门路乎或问仲景意在温散子言陷胸瀉心何也曰仲景温散為太陰未悞下言非為已下成胸下結鞕者言也亦如太陽未悞下用辛温已悞下用苦寒也三陽為表三陰為裡固矣三陽有三陽之表

裡三陰有三陰之表裡豈可一陽而盡表之理一陰而盡陰之道乎此乃傷寒中之大関鍵也

柯琴曰陽明三陽之裡故提綱屬裡之陽症太陰三陰之裡故提綱屬裡之陰症太陰之上溼氣主之腹痛吐利從溼化也脾為溼土故傷於溼脾先受之然寒溼傷人入于陰經不能動臟則還于府也

朱肱曰太陰大約可溫然須有積方可下也何謂積症太陰腹滿時痛胸膈不快脹滿閉塞唇青手足冷脉沉細少情緒或腹痛此名

太陰也近人都不識陰症纔見胸膈不快便投熱藥非其治也大抵陰症者由冷物傷脾胃陰經受之也主胸膈脹滿面色及脣皆無色澤手足冷脉沉細少情緒亦不因嗜慾但內傷冷物或損動胃氣遂成陰症復投巴豆之類胸膈愈不快或吐而利經一二日遂致不救盖不知寒中太陰也問萬一飲食不節寒中陰經何法以治曰理中加青皮陳皮胸膈即快枳實理中五積散又曰太陰脾經主胸膈滿甲乙經曰賊風虛邪者陽受之飲食不節起居不時者陰受之陽受則入府陰受

則入藏入府則身熱不時上為喘呼入藏則䐜滿閉塞下為飧泄久為腸澼腹脹滿者陰陽不和也桔梗半夏湯最良仲景論太陽病發汗後腹脹滿者厚朴生姜半夏甘草人参湯下後心煩腹滿卧起不安者梔子厚朴湯吐後腹脹滿者調胃承氣湯

陳修園曰此為太陰證之提綱然腹之所以滿者地氣不升也地氣不升則天氣不降故上者不能下而吐食不下不升則下者不能上而自利益甚太陰溼土主氣為陰中之至陰陰寒在下而溼氣不化故時腹自痛若誤

以痛為實而下之則脾土愈虛不能轉運必於脾部之胸下結鞕此以氣而言也更以經言之也足太陰脉入腹屬脾絡胃手太陰脉起于中焦下絡大腸還循胃口上膈屬肺其義亦同至於藏而言雖脾也而肺亦屬焉詳於經氣之中不復再贅

唐宗海曰腹字是言腸胃之外皮膚之内凡是膏油重疊纍屬故名曰腹脾所司也飲食入胃此膏油薰吸之而水乃化氣走入下焦食乃化液以奉心血若太陰病脾之膏油不能薰吸則食不下行久而吐出水穀停於腸

胃則自利益甚寒氣阻攻則時腹自痛若用凉藥下之則腹中膏油得寒而結有若冰凝故結鞕言胸下者即指全腹而言如金匱之大建中證是也是皆指膏油膜網中言也淺注解腹字不確故於太陰脾土所司何物亦不能明所以多含糊語也

章楠曰素問云傷寒四日太陰受之太陰之脉布胃中絡於嗌故腹滿而嗌干是言陽經之邪傳裡化熱故而嗌干靈樞云太陰之脉入腹屬脾絡胃上膈挾咽連舌本散舌下是動則病舌本強食則嘔胃脘痛腹脹善噫良

以脾胃相連故邪入太陰則腹滿而吐食不下時腹自痛也本来脾困而有自利下之氣陷則利益甚矣所謂清氣在下則為飧洩濁氣在上則生䐜脹故必胸下結鞕也

此條傷寒論輯義第二百七十七條太陰屬

自利不渴者屬太陰以其藏有寒故也當温之宜服四逆輩

金鑑曰凡自利而渴者裡有熱屬陽也若自利不渴則為裡有寒屬陰也今自利不渴知為太陰本藏有寒也故當温之四逆輩者指四逆理中附子等湯而言也

程知曰言太陰自利為寒宜温者也少陰屬腎水熱入而耗其水故自利而渴太陰屬脾土寒入而從其溼則不渴而利故太陰自利當温也

魏荔彤曰自利二字乃未經誤下誤汗誤吐而成者故知其藏本有寒也

喻昌曰註謂自利不渴溼邪也故用四逆輩以煖土燥溼此老生腐譚非切要也仲景大意以自利不渴者屬太陰以自利而渴者屬少陰分經辨證所関甚鉅盖太陰屬溼土熱邪入而蒸動其溼則顯有餘故不渴而多發

黄少陰屬腎水熱邪入而消耗其水則顯不足故口渴而多煩躁若不全篇體會徒博註釋之名其精微之蘊不能闡發者多矣

舒詔曰喻氏此論雖精究非確義若但以熱邪為言則太陰少陰之自利俱當清熱不必溫經于法不合口渴一證有為實熱亦有虛寒若為熱邪傷津而作渴者必小便短赤大便乾硬若自利而渴者乃為火衰作渴證屬少陰者以寒中少陰腎陽受困火衰不能熏騰津液故口渴法主附子助陽溫經正所謂釜底加薪津液上騰而渴自止若寒在太陰

於腎無干故不作渴
程應旄曰陽經自利多渴者水去則熱增也太陰經勝而寒在藏更不同少陰之君火在上厥陰之陽氣在經故太陰獨不渴又曰渴為熱不渴為寒審是而自利不渴者知屬太陰之寒藏自是溫宜四逆輩矣即自利一證推之凡嘔吐腹滿腹痛等何莫不以是斷而用溫矣
又曰三陰同屬寒藏少厥有渴證太陰獨無渴證者以其寒在中焦總與龍雷之火無涉少陰中有龍火底寒甚則龍升故自利而渴

厥陰中雷火，故有消渴。太陽一照，雷雨收聲，故發熱則利止，見厥復利。愚按：脾不輸津於上，亦有渴證，然却不在太陰提綱之內。郊倩立言欠圓，然亦不可少此一證，為中人以下開互證之法。

唐宗海曰：龍雷之火，是宋元後邪說。至於裂日當空，龍雷潛伏，以此誤治殺人者，何止千百，皆因失陰陽之真理故也。內經、仲景無此說法，後人萬萬不可妄添。我輩註書，只可將聖經發明，不可於聖經外另生支節也。

黃奕潤曰：以不渴一證認太陰，是辨寒熱利

之金鍼

尤在涇曰自利不渴者太陰本自有寒而陰邪又中之也此非陽經下利又非傳經熱病之比法當溫藏祛寒如四逆湯之類不可更以苦寒堅之清之如黄芩湯之例也

徐大椿曰有寒則不渴則知渴者皆當作熱治不曰四逆湯而曰四逆輩凡溫熱之劑皆可選用

章楠曰陽明有協熱下利少陰下利有渴以陽虛不能蒸水上升廉泉也厥陰下利有渴以中有相火其脉循喉後也惟太陰為溼土

二百三三

之臟火就燥水流溼故其下利為寒溼太過而不渴則當溫其臟也若其手足自溫雖不渴為脾實而下利必自止如上條所云者其寒溼下利則非溫藏服四逆輩必不能自止手足亦不溫以此為辨也[illegible]

誤下熱傳太陰證第二

本太陽病醫反下之因爾腹滿時痛者屬太陰也桂枝加芍藥湯主之太實痛者桂枝加大黃湯主之

金鑑曰本太陽中風病醫不以桂枝湯發之而反下之因而邪陷入裡餘無他證惟腹滿

時痛者此屬太陰裡虛痛也故宜桂枝加芍藥湯以外解太陽之表而內調太陰之裡虛也若大滿實痛則屬太陰熱化胃實痛也故宜桂枝加大黄湯以解太陽之表而內攻太陰之裡實也

趙嗣真曰太陰腹滿證有三有次第傳經之邪有直入中寒之邪有下後內陷之邪不可不辨

喻昌曰太陽病之誤下其變皆在胸脇以上此之誤下而腹滿時痛無胸脇等證則其邪已入陰位所以屬在太陰也仍用桂枝解肌

之法以升發太陽之邪倍芍藥者以調太陰之氣本方不增一藥斯為神耳大實大滿宜從急下然陽分之邪初陷太陰未可峻攻但於桂枝湯中少加大黃七表三裡以分殺其邪與大柴胡湯同其義也

程應旄曰誤下太陽而成腹滿時痛太陰之證見矣然表邪內陷留滯於太陰非藏寒病也仍用桂枝湯升發陽邪但倍芍藥以調和之倘大實而痛於證似可急下然陰實而非陽實仍從桂枝例升發陽邪但加大黃以破結滯之物使表裡兩邪各有去路則寒隨實

去不溫而自溫矣然此二證雖屬之太陰實從太陽傳來則脉必尚浮可知

舒詔曰此條因悞下而虧損脾中之陽不能健運升降失職壅而為滿壅滿過甚而為之痛桂枝不可用也法用人參白朮附子乾姜益氣補中驅陰散寒則脾氣復理而病自愈也

張蓋仙曰脉弱便利何以又當行大黄之證其傳者之訛乎

尤在涇曰病在太陽不與解表而反攻裡因而邪氣乘虛陷入太陰之位為腹滿而時痛

陶氏所謂誤下傳者是也夫病因邪陷而来者必得邪解而後愈而藏陰為藥所傷者亦必以藥和之而後安故須桂枝加芍藥湯主之桂枝所以越外入之邪芍藥所以安傷下之陰按金匱云傷寒陽脉濇陰脉弦法當腹中急痛者與小建中湯不差者與小柴胡湯此亦邪陷陰中之故而桂枝加芍藥亦小建中之意不用膠飴者以其腹滿不欲更以甘味增滿也若大實大痛者邪氣成聚必以桂枝加大黄越陷邪而去實滯也夫太陰脾藏何以能實而可下陽明者太陰之表以膜相

連藏受邪而府不行則實故脾非自實也因胃實而實也大黄所以下胃豈以下脾哉少陰厥陰亦有用承氣法

徐大椿曰引邪入於太陰故所現皆太陰之症從太陰症而太陽之症尚未罷故仍用桂枝湯只加芍藥一倍以歛太陰之症大實痛則邪氣結於太陰矣加大黄者此因誤下而見太陰之症大實痛則反成太陰之實邪仍用大黄引之即從太陰出不因誤下而禁下見症施治無不盡然

章楠曰大實痛者腸胃宿食與邪并結故加

大黄以下有形之積也

此條傷寒論輯義第二百八十三條

桂枝加芍藥湯方

桂枝 三兩 芍藥 六兩 甘草 二兩炙

大棗 十二枚 生姜 二兩切

右五味以水七升煮取三升去滓温分三服

本云桂枝湯今加芍藥

桂枝加大黄湯方

桂枝 三兩 大黄 二兩 芍葯 六兩 生姜 三兩切

甘草 二兩炙 大棗 十二枚

右六味以水七升煮取三升去滓温服一升

日三服

柯琴曰腹滿爲太陰陽明俱有之證然位同而職異太陰主出太陰病則腐穢氣凝不利故滿而時痛陽明主內陽明病則腐穢燥結不行故大實而痛是知大實痛是陽明病而非太陰病矣仲景因表證未解陽邪已陷入太陰故倍芍藥以益脾調中而除腹滿之時痛此用陽和陰法也若表邪未解而陽邪陷入陽明則加大黄以潤胃通結而除其大實之痛此双解表裡法也凡妄下必傷胃之氣胃氣虛則陽邪襲陰故轉屬太陰胃液涸則

兩陽相搏故轉屬陽明屬太陰則腹滿時痛而不實陰道虛也屬陽明則腹滿大實而痛陽道實也滿而時痛是下利之兆大實而痛是燥屎之徵故倍加芍藥小變建中之劑少加大黃微示調胃之方也

徐大椿曰此二方俱治太陰症而法不離乎桂枝

周揚俊曰太陰無可下之法設在經則各經已無可下之理在藏則太陰尤無受下之處桂枝加大黃要能無疑不知脾與胃相表裡也太陽悮下太陰受邪適胃有宿食則脾因

二百三四

胃之實而實亦即因太陽之邪而痛也本湯在氣上衝者已用況大實痛乎然則實非大黄不去痛非去實不除此通因通用之道也

此方傷寒論辯義在二百八十三條（太陰篇）

太陰為病脉弱其人續自便利設當行大黄芍藥者宜減之以其人胃氣弱易動故也

金鑑曰太陰為病見腹滿而痛治之之法當以脉消息之若其人脉弱則其中不實雖不轉氣下趨少腹然必續自便利設當行大黄芍藥者宜減之以胃氣弱難堪峻攻其便易動故也由此推之可知大便硬者不論在陰

在陽凡脉弱皆不可輕下也
程知曰此言太陰脉弱恐續自利雖有腹痛
不宜用攻與建中湯相發明也
喻昌曰此段叮嚀與陽明篇中互相發明曰
不轉矢氣曰先鞕後溏曰未定成鞕皆是恐
傷太陰脾氣此太陰證而脉弱恐續自利雖
有腹痛減用大黄芍藥又是恐傷陽明胃氣
也
汪琥曰或問大黄能傷胃氣故宜減芍藥能
調脾陰何以亦減之答曰脉弱則氣餒不充
仲景以温甘之藥能生氣芍藥之味酸寒不

若大黄之峻要非氣弱者所宜多用故亦減之

程郊倩曰前二條之行大黄芍藥者以其病為太陽誤下之病自有浮脉驗之非太陰為病若太陰自家為病則脉不浮而弱矣縱有腹滿大實痛等證其來路自是不同中氣虚寒必無陽結之慮目前雖不便利續自便利只好靜以俟之大黄芍藥之宜行者且減之況其不宜行者乎誠恐胃陽傷動則洞泄不止而心下痞塞之證成雖復從於溫所失良多矣胃氣弱對脉弱言易動對續自便利言

太陰者至陰也全憑胃氣鼓動為之生化胃
陽不衰脾陰自無邪入故從太陰為病指出
胃氣弱来藏之有府猶妻之有夫未有夫主
得令而外侮得及其妻者六經皆作如此体
認、胃氣二字為人身根本五藏六府有病
皆宜照料及不獨太陰也
柯琴曰太陰脉本弱胃弱則脾病此内因也
若因於外感其脉或但浮或浮緩是陰病見
陽脉矣下利為太陰本證自利因脾實者腐
穢盡則愈自利因藏寒者四逆輩温之則愈
若自利因太陽誤下者則腹滿時痛當加芍

二百三
五

藥而大實痛者當加大黄矣此下後脉弱胃氣亦弱矣小其制而與之動其易動合乎通因通用之法、又曰大黄瀉胃是陽明血分下藥芍藥瀉脾是太陰氣分下藥下利腹痛熱邪為患宜芍藥下之下利腹痛為陰寒者非芍藥所宜矣仲景于此芍藥與大黄並提勿草草看過

此條傷寒論輯義第二百八十四條 太陰全篇

傷寒脉浮而緩手足自温者繫在太陰太陰當發身黄若小便自利者不能發黄至七八日雖暴煩下利日十餘行必自止以脾家實腐穢當

去故也
金鑑曰傷寒脉浮而緩手足熱者為繫在太陽今手足温故知繫在太陰也太陰屬溼溼與熱瘀當發身黄小便自利者則溼不蓄熱不瘀故不能發黄也若至七八日大便鞕則為轉屬陽明今既不鞕雖暴煩下利日十餘行必當自止何也以脉浮緩手足温知太陰脾家素實邪不自容腐穢當去故也
程知曰言自利之證脉浮緩手足温則為脾實也太陰脉本緩故浮緩雖類太陽中風而手足自温則不似太陽之發熱更不似少陰

厥陰之厥逆所以為繫在太陰也太陰溼熱相蒸勢必發黃然小便利則溼下泄而不發黃矣此雖暴煩頻利有似少陰之證然其利當自止所以然者以脉浮緩手足温知其人脾氣實而非虛寒之比其溼熱所積之腐穢自當逐之而下也若不辨晰而以四逆法治之則誤矣

程郊倩曰太陰得浮緩手足温之脉證則胃陽用事自無藏寒之痛陰鬱或有之小便不利必發黃雖發黃不為陰黃若小便自利者不能發黃陰欲鬱而陽必驅至七八日雖暴

煩下利日十餘行必自止所以然者脉不沉且弱而浮緩手足不凉而自温陰得陽以周護則不寒不寒則不虛是爲脾家實也經曰陽道實陰道虛陰行陽道豈肯容邪久住此則腐穢當去故也　△又曰傷寒有經氣自病而後來客邪者有客邪爲病而累及經氣者太陰脉浮而緩手足自温知其人經氣不病雖有客邪不能爲害所貴陰病見陽脉者以此

汪琥曰下利煩躁者死此爲先利而後煩是正氣脫而邪氣擾也茲則先煩後利是脾家

之正氣實故不受邪而與之爭因暴發煩熱
也
柯琴曰太陰脉本弱胃弱則脾病也此條是
太陰溼熱故脉浮緩首揭傷寒知有惡寒證
脉浮而緩是桂枝脉然不發熱而手足溫是
太陽傷寒非太陽中風矣然亦陪對不發熱
言耳非太陰傷寒必手足溫也夫病在三陽
尚有手足冷何況太陰陶氏分太陰手足溫
少陰手足寒厥陰手足厥冷是大背太陰四
肢煩疼少陰一身手足盡熱之義第可言手
足為諸陽之本尚自溫不可謂脾主四肢故

當溫也凡傷寒則病熱太陰為陰中之陰陰寒相合故不發熱太陰主肌肉寒溼傷於肌肉而不得越於皮膚故身當發黃若水道通調則溼氣下輸膀胱便不發黃矣然寒溼之傷于表者因小便而出溼熱之蓄于內者必從大便而出也發于陰者六日愈至七八日陽氣內復因而暴煩下利雖日十餘行不須治之以脾家積穢臭塞于中盡自止矣手足自溫是表陽猶在暴煩是裡陽陡發此陰中有陽與前藏寒不同能使小便利則利自止不須溫亦不須下也

唐宗海曰此言太陰寒證外亦有熱證也經云太陰之上溼氣主之中見陽明若不得中見之化則為藏寒之病若中見太過又為溼熱相併之病又為發黃之症此太陰之所以有寒復有熱也小便自利者不發黃至七八日驟得陽熱之化正氣與邪氣相爭故暴煩陰溼在内故下利然下利雖甚亦當自止所以然者以太陰中見熱化脾家實倉廩之腐穢當自去也

此條傷寒論輯義第二百八十二條太陰篇

太陰轉陽明府證第三

傷寒、脉浮而緩手足自温者是為繫在太陰。太陰者身當發黄。若小便自利者不能發黄。至七八日。大便鞕者為陽明病也

金鑑曰此太陰轉屬陽明證也。傷寒脉浮緩手足熱者太陽也。今手足自温非太陽證是為繫在太陰也。然太陰脉當沉緩。今脉浮緩乃太陽脉也。證太陰而脉太陽是邪由太陽傳太陰也。故曰繫在太陰也。若小便自利者則不從太陰濕化而發黄。至七八日大便鞕者則是從燥化。此為陽明也

程郊倩曰陽明為病本於胃家實。胃家之實

不特三陽受邪能致其轉屬陽明即三陰受邪亦能致其轉屬陽明聊舉太陰一經例之脉浮而緩是為表脉然無熱頭痛悪寒等外證而手足祗溫是邪不在表而在裡但入裡有陰陽之分須以小便別之小便不利濕蒸熱瘀而發黃以其人胃中原無燥氣也小便自利者胃乾便硬而成實以其胃中本有燥氣也病雖成于七八日而其始證却脉浮而緩手足自溫實是太陰轉屬而来也即太陰陽明推之少陰三大承氣證厥陰一小承氣證何非轉屬陽明之病哉

魏荔彤曰病在太陽熱為溼瘀團聚於裡必有歸著既不能發黃小便自利則邪何歸乎不得不歸之於萬物所歸之胃至於七八日小便自多大便自硬而為陽明病矣

方有執曰緩以候脾脾主四末故手足自溫為繫在太陰身當發黃者脾為溼土為胃之合若不能為胃以行其津液溼著不去則欝蒸而身發黃黃為土色土主肌肉故也小便自利津液行也行則溼去矣所以不能發黃胃中乾大便鞕而為陽明病也

張璐曰此太陰轉屬胃府證也脉浮而緩本

為表證然無發熱惡寒外候而手足自温者是邪已去表而入裡其脉之浮緩又是邪在太陰以脾脉主緩故也邪入太陰熱必蒸溼為黄若小便自利則溼行而發黄之患可免但脾溼既行胃益乾燥胃燥則大便必硬因復轉為陽明内實而成可下之證也下之宜桂枝大黄湯

此條傷寒論辯義第一百九十七條陽明篇

傷寒其脉微濇者本是霍亂今是傷寒却四五日至陰經上轉入陰必利本嘔下利者不可治也欲似大便而反失氣仍不利者屬陽明也便

必鞕十三日愈所以然者經盡故也

金鑑曰此條辨發熱頭痛身疼惡寒吐利等證為類傷寒之義也若有前證而脉浮緊是傷寒也今脉浮濇本是霍亂也然霍亂初病即有吐利傷寒吐利却在四五日後邪傳入陰經之時始吐利也此本霍乱之即嘔吐即下利故不可作傷寒治之俟之自止也若止後似欲大便而去空氣仍不大便此屬陽明也然屬陽明者大便必鞕雖大便鞕乃傷津液之鞕未可下也當俟至十三日經盡胃和津回便利自可愈矣若過十三日大便不利

為之過經不解下之可也

魏荔彤曰此中解霍乱病似乎傷寒應為辨明孰為傷寒之吐利孰為霍乱之吐利以定治法無誤也傷寒中之吐利有六經形證而霍乱中之吐利有表裡陰陽俱應一一辨明方有確見而不搖惑也

周揚俊曰霍亂為胃中寒物欝滞既嘔且利脉必微濇微為陽虛濇為積滞也今是傷寒則陽邪方盛而陰脉如此至四五日轉至陰經之時無有不利者矣假使先嘔後利則上逆下脱已成危候可妄治乎若利止而轉失

氣雖傳經者轉歸胃府便即变鞭知十三日可愈也何也寒物之滯既已利盡利盡陽復故令便鞭而又再周兩經之期則津液必回而便鞭自通正可於此而知其所以然矣

尤在涇曰脉微為少氣濇為無血傷寒脉不應微濇而反微濇者以其為霍乱吐下之後也本是霍乱今是傷寒者吐不止而復更發熱如上條所云也然則邪還于表當從陽而解矣乃四五日至陰經上轉入陰必利者邪氣不從陽而解而復入陰為利也夫霍乱之時既嘔且利裡氣已傷今邪轉入裡而復作

利則裡氣再傷故不可治若欲大便而反失氣仍不利者胃氣復而成實邪氣衰而欲退也故可期之十三日愈所以然者十二日經氣再過大邪自解更過一日病必愈耳

程應旄曰脉微濇者胃陽衰而陰邪侮之診本是霍乱並非傷寒今人不從脉而從證竟以是為傷寒也從必陽轉入陰必復利矣以未止之嘔加以新復之利有陰無陽遂成不治則傷寒二字誤之也至後歸入陽明不復再傳矣故便鞕究非可攻之陽明也

張璐曰霍乱為胃中鬱滯寒物故其脉當微

二百三八

濇今傷寒是外邪脉當浮盛而不當微濇也
四五為轉入陰經之時忽然自利嘔逆而脉
微濇者恐是陽氣頓絶陰氣暴逆其勢叵測
故不可妄治非不治也若欲似大便而反失
氣仍不利者此太陰轉屬陽明必便鞕可攻
至十三日過經而愈也

此條傷寒論輯義第三百九十條霍乱門
下利後當便鞕鞕則能食者愈今反不能食到
後經中頗能食復過一經能食過之一日當愈
不愈者不屬陽明也

此條輯義列入霍乱篇中。

金鑑曰此申上條下利後便必鞕之義也凡

下利後腸胃空虛津液匱乏當大便鞕鞕則能食者是為胃氣復至十三日津回便自當愈也今反不能食是為胃氣未復俟到十三日後過經之日若頗能食亦當愈也如其不愈是為當愈不愈也當愈不愈者則可知不屬十三日過經便鞕之陽明當屬吐利後胃中虛寒不食之陽明或屬吐利後胃中虛燥之陽明也此則非藥不可俟之終不能自愈也理中脾約擇而用之可也

張路曰若利止而不能食邪熱去而胃氣空虛也俟過一經胃氣漸復自能食矣

程郊倩曰前證得屬陽明而愈已為僥倖而僥倖中尚伏危機未遂晏然也雖便鞕必能食方是胃陽得復其愈也方為真愈今更不能食則便雖鞕而熱未除愈不愈未可知也更須驗及後經到後經中頗能食或者胃陽尚在熱雖未除不妨再過一經復過一經能食過於前則吉與凶判於此一日矣驟多食則亦驟當愈熱因能食而除胃陽復也此一日不愈反能食而熱不已則胃陽已經革職屬除中之能食不屬陽明也以萬物所歸之陽明不能總屬利止之霍乱究凶變所由來

非本是霍亂之故而今是傷寒之故則雖十三日後一過經而再過經只是四五日至陰經上轉入陰之大咎耳從脉正名可不慎之於始歟

尤在涇曰下利後便鞕者病從太陰而轉屬陽明也陽明病能食者為胃和不能食者為胃未和是以下利後便鞕而能食者愈或始先不能食繼復轉而能食者過於前一日亦愈其不愈者則病不屬陽明雖能食不得為胃和故病不愈也

太陰轉陽明經證第四

太陰病脉浮者可發汗宜桂枝湯

金鑑曰太陰經病脉當浮緩太陰藏病脉當沉緩今邪至太陰脉浮不緩者知太陽表邪猶未全罷也故即有吐利不食腹滿時痛一二證其脉不沉而浮便可以桂枝發汗先解其外俟外解巳再調其內可也於此又可知論中身痛腹滿下利急先救裡者脉必不浮矣

王肯堂曰病在太陽脉浮無汗宜麻黃湯此脉浮當亦無汗而不言者謂陰不得有汗不必言也不用麻黄湯而用桂枝湯蓋以三陰

兼表病者俱不當大發汗也須識無汗亦有用桂枝者

程知曰此言太陰宜散者也太陰病謂有腹痛下利證也太陽脉尺寸俱浮今脉浮則邪還於表可知矣故宜用桂枝解散不用麻黄者陰病不得大發其汗也桂枝湯有和裡之意焉

程郊倩曰此太陰中之太陽也雖有裡病仍從太陽表治方不引邪入藏

方有執曰浮為表病太陰之脉尺寸俱沉細今見浮則邪還見表可知然浮為風宜桂枝

湯者以太陰中風言也
周揚俊曰按三陽三陰中獨太陰無表藥今太陽之邪雖傳太陰證見腹滿脉仍見浮此仍太陽風候也況太陰經中有中風而無中寒失此不治遂至全入於經勢必蒸身為黃或至下利腹痛種種病候其能已乎故因其脉浮而不外太陽治法濈然微汗邪由從入之途豁然退出此又憑脉不憑證之一法也
徐大椿曰太陰本無汗法因其脉獨浮則邪仍在表故亦用桂枝從脉不從症也
喻昌曰太陽經中以浮緩為中風浮緊為傷

寒故此不重贅但揭一浮字其義即全該風邪用桂枝湯其脉之浮緩不待言矣然則寒邪之脉浮緊其當用麻黄湯更不待言矣况少陽篇中云設胸滿脇痛者與小柴胡湯脉但浮者與麻黄湯最已挈明用麻黄湯之義故於太陰證中但以桂枝互之乃稱全現全彰也不然同一浮脉何所見而少陽當用麻黄太陰當用桂枝也哉

程應旄曰温之一字為太陰吃緊之法其有不必温者則必有他經之邪薄于太陰非太陰藏病也如病在太陰而脉浮尚見太陽則

凡吐利腹滿腹痛等證皆由太陽寒水侮極
脾土所致病雖見出陰經病邪却原是陽分
邪從表入者仍從表出宜汗以桂枝湯而不
必溫及藏也

銘詒曰此言太陰病是必腹滿而吐腹痛自
利矣證屬裡陰脉雖浮亦不可發汗即令外
兼太陽表證當以理中為主內加桂枝兩經
合法此一定之法也今但言太陰病未見太
陽外證只據脉浮即用桂枝專治太陽不顧
太陰大不合法恐亦後人有錯

尤在涇曰太陰脉浮有二義或風邪中于太

陰之經其脈則浮或從陽經轉入太陰旋復反而之陽者其脈亦浮浮者病在經也凡陰病在藏者宜溫在經者則宜汗如少陰之麻黄附子細辛厥陰之麻黄升麻皆是也桂枝湯甘辛入陰故亦能發散太陰之邪

魏荔彤曰邪自太陽而陽明而少陽遞及太陰法當還升之少陽使由少陽之半表透太陽之表亦兼在陽經之治也太陰病而脈不沉緩却見浮則傳入陰經之邪復思還陽而去也可急發汗俾得外越而病可已矣在太陽麻黄為發汗桂枝為解肌此言桂枝發汗

非發汗即解肌也蓋用桂枝湯中芍藥引桂姜之辛溫入陰分而驅傳入之邪所謂陽因陰用也且桂芍俱能走肝更可引太陰之邪由少陽傳入者還回少陽而出此桂枝湯但見太陰脉浮即可汗未可拘風因用桂枝寒因用麻黄之説也邪在太陽陽明尚分風寒兩因之來路及由陽明而少陽已不可復分更傳太陰豈能分風因寒因哉且麻黄湯一概辛熱不能入陰分即寒因可辨亦不宜用兼之無隔少陽而驅入太陽之理麻黄湯之力但輕清上升達于太陽亦不能假少陽之

道也故不言麻黄湯非漏也亦非舉桂枝以概之也知此則太陰邪之出路必由少陽以返太陽而化説俱不足以惑之矣

此條傷寒論輯義第二百八十條太陰篇

太陰中風四肢煩痛陽微陰濇而長者為欲愈

金鑑曰太陰中風者謂此太陰病是從太陽中風傳來者故有四肢煩疼之證也陰陽以浮沉言夫以浮微沉濇之太陰脉而兼見陽明之長脉則為陰病見陽脉藏邪傳府故為欲愈也

程知曰傷寒陰邪也故自利宜用四逆傷風

陽邪也故煩痛見於四肢凡太陰病脉浮者
多是太陰中風
喻昌曰微濇之中更察其脉之長而不短知
元氣未離其病自愈也
魏荔彤曰脉見長則邪自太陰欲還復少陽
必矣脾為藏裡經症邪內陷則症見腹滿痛吐
不能食等症若經邪欲外出則症見于四末
而不久于內陷可知矣于是陽微陰濇邪已
有浸浸透出營衛之勢兼見弦長見少陽之
门户闢而生發之氣已動矣更得四末之间
蠢然煩疼汗出發熱其邪純回太陽矣邪不

由太陽而去烏能自止乎
尤在涇曰此太陰中風邪之證不從陽經傳来也太陰脾也風陽邪也脾主四肢而風淫為末疾故太陰中風四肢煩熱而疼痛也脉陽微陰濇而長陽無病而陰受邪而濇又為邪氣之將衰長為正氣之方盛正盛邪衰故為欲愈
舒詔曰按此證不可言風常見人悞用消風活血之藥釀成痿廢者恒多但當斟酌于溢飲着脾諸法之中則得之矣
程郊倩曰陰經中風與陽中風亦自不同在

陽經與陽搏而病進在陰經則陰得陽引而邪出太陰但見四肢煩疼便是風淫末疾之象不必盡現陽脉也於陰微陽濇太陰本脉時兼一長已徵藏邪向府出而欲愈也辨脉云陰病得陽脉者生不過要人在温字上作工夫

柯琴曰風為陽邪四肢為諸陽之本脾主四肢陰氣衰少則兩陽相搏故煩疼脉濇與長不是並見濇本病脉濇而轉長病始愈耳風脉本浮今而微知風邪當去濇則少氣少血今而長則氣治故愈也四肢煩疼是中風未

愈前證微濇而長是中風將愈之脉宜作兩截看

唐宗海曰註陽脉微為風邪當去此想像語非定論也註陰脉澁為血氣衰少夫血氣既少則不得復見長脉長既為脉絡相通則不衰少也此淺註自相矛盾實於脉法不明不知仲景論脉皆是與證合勘反正互參乃得真諦此節言太陰中風脉若陽大而陰滑則邪盛內陷矣今陽不大而微陰不滑而濇則邪不盛不內陷矣然微濇雖邪不內陷又恐正虛亦不能自愈必微濇而又見長者乃知

二百一四

微濇是邪不盛不是正氣虛長是正氣足不避其微濇故為欲愈此等脉法層層剔辨非如後世之死訣也

此條傷寒論輯義第二百七十八條 太陰篇

太陰自解證第五

太陰病欲解時從亥至丑上 輯義第二百七十九條

金鑑曰邪之解也必於所旺之時亥子丑乃太陰所旺之時也當此旺時故邪不能勝而自解矣

腹滿

腹滿俗云肚脹有屬熱者有屬寒者陽熱則腹

滿咽乾或大小便秘澁或潮熱譫語等證陰則腹滿吐食不下自利益甚時腹自痛雖然腹滿為裡證又有淺深之别經曰表已解內不消非大滿猶生寒熱則病不除是未全入府邪猶淺也若大滿大實堅有燥屎可除下之雖四五日不能為禍是已入府邪已深也腹滿固多可下又有虛實之殊經曰腹滿不減為實可下去之若腹滿時減為虛則不可下又曰腹滿不減減不足言當下之要略曰腹滿時減復如故此虛寒從下上也當以溫藥和之蓋虛氣留滯亦為之脹但比實者不至堅痛爾諸經皆有腹滿但

太陰屬脾土位中央又專主腹滿之候腹滿之證二十餘條治法有汗吐下溫刺之異又有汗吐下後成腹脹者治法亦各不同蓋胃為津液之主發汗亡陽則胃氣虛而不能敷布諸氣壅滯而為脹滿是當溫散厚朴生薑甘草半夏人參湯可也吐後邪氣不去加之腹脹滿者胸中之邪下傳入胃壅而為實故生脹滿當須下之調胃承氣湯可也邪未入府而妄下之表邪乘虛入鬱胸中有虛煩氣上下不得通利腹為之滿故當吐之梔子厚朴湯可也醫者能審邪氣所起之由來真知邪氣所在之虛實發汗吐下

之不差温鍼艾補之適當則十全之功可得也又結胸從心下起至少腹鞕滿而痛與腹滿類也然結胸按之則痛手不可近腹痛拳按痛手近不甚也又痞亦從心下起至少腹亦與滿類也然痞或止留心下腹滿但在腹之中也有此為異臨證宜審準繩

金鑑曰腹滿時痛為不足桂枝加芍藥湯不愈用理中湯腹滿大痛為有餘桂枝加大黃湯此皆誤下邪陷太陰之裡證也若潮熱自汗大便鞕則為太陰之邪轉屬陽明也宜大承氣湯腹屬陰屬裡故陽明裡證有腹滿三陰俱有腹

滿太陽汗後腹滿脾胃不和也二陳湯加厚朴和之陽明潮熱腹滿燥矢也下之身黄小溲不利腹滿溼熱也茵陳蒿湯◎太陰腹滿有虛寒如腹滿時痛食不下吐利交作是也理中湯加厚朴有實熱如腹滿大痛咽乾便秘或發黄或暴下赤黄此脾家實熱爲轉屬陽明宜承氣加減 傷寒指掌

氣病有不傳血分而邪留三焦亦如傷寒中少陽病也彼則和解表裡之半此則分消上下之势隨證变法如杏朴苓等味或如温胆湯之走泄因其仍在氣分也 天士

腹脹滿者正虛邪勝陰陽不和清濁相混用桔梗半夏湯最良 天士

陽邪傳入太陰則腹滿凡人胃氣調和則營氣從中焦上蒸於肺脾氣不運則營氣不能上蒸或從鬱火而滯於左脇或協痰涇而凝於右脇或隨糟粕而滯於小腹或脾氣衰憊之人腹脇常硬滿也凡腹脹滿而漫腫盛大者屬氣滯腫硬光亮者為水結少腹濡腫而痛有青紫筋膜絆於腹皮者為瘀積也◎病人自言腹滿他人按之不滿此屬陰證切不可攻攻之必死四逆湯溫之◎腹滿身重面垢遺尿白虎湯 路玉

暑温伏暑三焦均受舌灰白胸痞悶潮熱嘔惡煩渴自利汗出溺短者杏仁滑石湯主之杏仁滑石黄芩橘紅黄連欝金通草厚朴半夏 鞠通

三焦溼欝升降失司脘腹脹滿大便不爽一加減正氣散主之藿梗厚朴杏仁茯苓皮陳皮神粬麥芽綿茵蔯大腹皮 吳鞠通

腹痛

邪氣入裡與正氣搏則為腹痛所以痛者有異焉腹痛屬裡症太陽經腹不痛少陽有胸脇痛而無腹痛若有陽明腹滿急而痛此為裡實宜下之大柴胡湯小承氣湯三陰下利清穀而又

腹痛者裡寒故也此總論太陽經陽中之陰四逆湯附子理中湯陽氣傳太陰經腹痛其證有二有實痛有虛痛腸鳴泄利而痛者虛痛也此獨論太陰經陰中之陽小建中湯即桂枝加芍藥湯或腹痛大便秘者實痛也桂枝加大黄一錢此之虛痛實痛乃是以陽邪漸消為虛陽氣正大為實準繩

陽明裡證有腹痛三陰俱有腹痛當分部位中脘痛屬脾脉沉遲者内寒理中湯陽脉濇陰脉弦小建中湯○少腹痛屬厥陰界分四肢逆冷小便清白是冷結膀胱宜當歸四逆加吳茰生

姜湯温之○如不厥冷小便自利者是血蓄膀胱宜桃仁承氣湯○小便不利者是水蓄膀胱五苓散大小便俱不利者是水蓄熱積八正散若大實小腹滿痛或繞臍耕痛不大便脉實者承氣湯○發熱口渴脉弦洪而腹痛者屬脾熱黄芩芍藥湯○腹痛欲吐利煩躁悶者防痧毒當刺委中少商等穴○按腹痛有虛實按之痛甚屬實按之痛減屬虛有寒熱自下逆攻而上者火也自上奔迫于下者寒也○又傷寒腹痛以凉水試之其痛稍可者熱也轉甚者寒也

陽邪痛者痛不常久陰邪痛者痛無休歇傷寒腹痛須明部分中脘痛屬太陰脾經分脉沉遲而寒者理中湯甚加附子陽脉濇陰脉弦小建中湯不瘥小柴胡湯臍腹痛屬少陰腎經分脉沉者真武湯小腹痛屬厥陰肝經分陽鬱厥逆者當歸四逆湯加呉萸生姜陰寒厥逆者四逆湯加呉萸 寒温

傷食腹痛者宜用枳椰枳寔山査麥芽神曲陈皮之類佐以芍藥木香香附砂仁之品◎感寒腹痛者宜以青皮木香烏藥枳殻之類佐以芍藥甘艸厚朴砂仁少加消食之品恐其人有食

也○血蓄腹痛者宜用芍藥為主治佐以川芎當歸地黄兼以甘草陳皮之類○氣蓄腹痛者宜熟地人參為主治佐以白朮茯苓甘草陈皮砂仁木香芍藥之品○腹中冷痛者肉桂為主佐以木香乾姜烏藥砂仁芍藥之品　醫鏡

臍旁左右痛者乃衝脉病也衝脉當臍左右若為寒氣所凝其衝脉之血不能上行外達則當臍左右而痛當用血分之藥使胞中之血通肌達表若用氣藥無益也又有臍下痛者乃少陰水藏太陽水府不得陽熱之氣以施化致陰寒凝結而痛少陰水藏蓄寒當用桂附以温之又

少腹痛者乃厥陰肝藏之部又為胞中之血海蓋膀胱之水主於少陰而胞中之血主於厥陰也痛者厥陰肝氣不合胞中之血而上行也肝藏不虛者當疏通以使之上肝藏虛者當補益以助其上蓋厥陰不從標本從中見少陽之氣使厥陰上合乎少陽則不痛矣醫學真傳

○發黃

溼熱俱甚則發身黃傷寒至於發黃為病亦已甚矣邪風被火兩陽相薰其身必黃陽明被火額上汗出小便不利必發身黃此皆由內有熱而被火攻發黃者也陽明病無汗小便不利心

中懊憹必發黄者由陽明熱盛而發黄也傷寒
汗已身目為黄以寒溼在裡不解故也此不可
下宜于寒溼中求之是知非特溼熱發黄而寒
溼亦發黄也但寒溼之黄身如薰黄色暗不明
也熱盛之黄黄如橘色氣出染衣正黄如栢也
大抵黄家屬太陰太陰為溼熱蒸之而致經曰
太陰當發身黄是也一或脉沉結少腹硬小便
自利其人如狂者又為蓄血在下焦使之黄也發
黄非止寸口近掌無脉鼻氣出冷為不治之證
又若形体如烟薰直視摇頭為心絶環口黧黑
柔汗發黄為脾絶是皆不治之證也 成無己

傷寒發黃惟陽明太陰兩經有之○陽明病應遍身有汗今但頭汗出小便不利心中懊憹身必發黃者瘀熱在裡内外無從發泄也○發汗已身目皆黃者大發溼家汗風去溼不去也○太陰病身當發黃因小便不利溼土為熱所蒸而黃色外現也若小便自利小腹硬滿者瘀血發黃也○治法陽明發黃乃胃家移熱于脾必二便俱秘茵蔯蒿湯太陰發黃是脾家溼熱必小便不利大便反快茵蔯五苓散○若發黃汗出身冷脉沉遲者陰黃也茵陳五苓加乾姜指掌

金鑑曰表實無汗發黃者宜麻黃連翹赤小豆

湯汗之裡實不便者宜茵陳蒿湯下之無表裡症而熱甚者宜梔子栢皮湯清之大便溏小便不利發黃者宜茵陳五苓散利之陰證發黃者宜茵陳四逆湯溫之環口黎黑冷汗者陰黃死症也身体枯燥如烟煤者陽黃死症也

經曰溼熱相交民多病癉癉者單陽而無陰也蓋因當汗不汗當下不下當利小便不利小便所致也發黃宜通利小便分導其氣流行其溼可也故曰治溼不利小便非其治也 葉桂

凡白睛微黃而頭汗及環口汗出便是發黃之候 石頑

身面皆黃又發熱者熱多于溼也宜以茵陳為君山梔黃連甘草為佐或發汗或利小便隨證治之若服寒涼之劑而熱不退宜加幾味如人参連麴服之恐生虛熱也若純用寒涼之劑脾不能堪多有發单脹者慎之但于劑中加生姜幾片則藥有監制而功可奏矣凡黃疸之病其原必起于脾虛不能運化轉輸不及濁氣拂欝而然是脾虛為本溼熱為標又有傷寒熱病陽明內實不得發黃亦令發黃治法不可一例而施也 醫鏡

吐利

金鑑云中寒吐者必不能食也凡不渴而厥吐者是寒虛吐也宜理中吳茰輩凡渴而得食即吐是火吐也熱實宜黃連解毒湯熱盛宜乾姜黃連黃芩湯或竹葉石羔湯渴而引飲而吐吐而復渴水逆病宜五苓散（工專言吐而不兼利）

吐利無寒熱頭痛為陰證也吐利有寒熱頭痛為陽證也◎腹滿時痛吐利不渴者理中湯主之◎少陰病吐利手足厥冷煩躁欲死者吳茱茰湯主之既吐而且利小便復利而大汗出下利清穀內寒外熱脈微欲絕者四逆湯主之（通脈）

按太陰腹痛吐利一屬寒溼六脈沉細舌潤不

渴是也宜理中二陳藿朴之類温中散寒一屬溼熱舌燥口渴小便短赤是也宜二陈二苓枳實厚朴川連之類清熱利溼 傷寒指掌

○三陰總辨

撰傷寒書者每於三陰或熱或寒之故都糢糊過去即有傳經直中之分亦非仲景本旨此處不明何以臨症用陳鄙見質諸高明

一三陰有陽經注入之邪有本經自感之邪注入之邪則傳變不一陽主動也自感之邪則在本經陰主静也

一三陰世都以傳經直中分兩門傳經悉指為熱直中悉指為寒此說似是而實有未盡者夫傳經即邪從三陽經傳入直中即本經自受風寒也蓋邪之傳入三陰熱症因多而寒症亦間有本經中寒固無熱症而中風亦能發熱未可以此分寒熱了之其症細述於左

一邪從陽經注入三陰則或為熱症或為寒症如邪入太陽先作欝熱以次傳入陰經則為熱症或邪在太陽不及欝熱即入少陰而現少陰形證則為寒症或太陽之邪即入少陰而仍帶太陽標病則為先寒後熱之症或太陽之邪不

傳陽明少陽便入三陰隨其人之体質虛實藏府寒熱則從陰化為寒症從陽化為熱症或風溫之邪從三陽入陰經則無不為熱症凡三陰篇內所稱轉屬陽明而用承氣等湯皆陽經傳入之熱症也

一三陰自受之邪各有中風中寒之症三陰中風則能發熱以風屬陽邪故也三陰中寒則不能發熱以寒屬陰邪故也即少陰有反熱之症亦必帶太陽標病而然後人但知傳入三陰為傷寒不知三陰自感亦傷寒也故於本經中風發熱便誤認為傳經標病以本藏中寒無熱即

指為直中陰症詎知桂枝湯為表之裡藥固能兼治三陰自感之風邪而理中四逆等湯本治三陰自感之寒邪也蓋風寒六氣之傷人或入于陽或入于陰原無一定但值何經之虛而治之不得專以太陽受邪之始也故三陰固有陽經注入之症亦有本經自感之症均屬傷寒不必另立名目也矧於三陰經中無直中之條非略也正不敢蛇足耳

一三陰自受之邪論中有可歷指而見者如太陰病脉浮者可發汗宜桂枝湯此太陰中風也如太陰病腹滿而吐自利益甚時腹自痛此太

陰中寒之症也如少陰中風脉陽微陰浮者為欲愈此即少陰中風欲愈之脉也至于少陰中寒宜汗者麻黄附子細辛湯當温者附子四逆等湯是也如厥陰中風脉微浮為欲愈此即厥陰中風欲愈之脉也厥陰中寒即當用四逆加呉茰生姜湯是也閲少陰厥陰篇内止有中風欲愈之脉並無未愈之證治者必有缺文也

一三陰篇内惟少陰有太承氣急下三症而太陰厥陰篇内並無承氣之條奈何後人反稱邪在厥陰三承氣選用夫承氣本陽明胃藥少陰用承氣者盖因腎水一虧胃土燥實病已轉屬

陽明故急下以存陰液仲景述厥陰病云下之利不止此厥陰忌下之明戒也焉有邪在厥陰反用承氣之理聖訓具在是非自見

黃仲理曰三陰有傳經之邪有内感之邪傳經者自太陽傳入者是也内感者直中三陰非自陽經次第流傳而來由形寒飲冷而得損動胃氣之所致也其脉證略與傷寒外感之證相似細辨之特異耳然止係雜病非傷寒熱病受寒之症也夫邪之生也或生於陰或生於陽其生于陽者得之風雨寒暑其生於陰者得之飲食居處陰陽喜怒仲景云發熱而惡寒者發於陽

也無熱而惡寒者發於陰也此三陰內感之證首尾無熱縱有熱者亦仲景所謂反發熱也反當考始得之三字則見矣內感之證始終只在一經不復傳變不傳者何陽動而陰靜故陽傳而陰不傳也若以傷寒之三陰三陽言之則所傳者表裡經絡而言況風寒六氣之邪中人或中於陽經或入於陰絡孰為之先孰為之後烏可專以太陽為受邪之始故各經皆能受邪然邪自太陽始者比各經居多蓋始雖自三陰中熱者亦傳歸陽明而後已也三陰經自中寒決無復傳變三陰無合併病者以此

三陽之病其寒邪之在太陽也寒鬱其陽陽不暢而成熱陽雖人身之正氣既鬱則為邪矣用麻黃湯發表以逐其寒則腠理通而鬱熱泄故汗出而愈苟或不汗不解其熱不得外泄則必入裡故傳陽明傳少陽而或入府也若夫三陰之病則或寒或熱者何哉蓋寒邪之傷人也或有在太陽經鬱熱然後以次而傳至陰經者或有太陽不傳陽明少陽而便傳三陰經者或有寒邪不從陽經而始直傷陰經者或有雖從太陽而始不及鬱熱即入少陰而獨見少陰證或有始自太陽即入少陰而太陽不免於無傷者

或有直傷即入而寒便變熱及始寒而終熱者其欝熱傳陰與寒便變熱則為熱症其直傷陰經及從太陽即入少陰則為寒症其太陽不能無傷則少陰脉證而兼見太陽標病其始為寒而終變熱則先見寒證而後見熱證此三陰之病所以或寒或熱也准繩

○正太陰古法

太陰溼土所主仲景以腹滿而吐食不下時腹自痛自利不渴等症為太陰病乃溼土自病非陽經注入之症也其脉必沉而細無論外受寒邪内傷生冷總以温中散寒為主理中湯主之

若太陰中風其脉尺寸俱浮其症四肢煩疼者可發汗宜桂枝湯其脉陽微陰濇而長者為欲愈也

太陰腹滿而痛自利不渴者因于寒咽干而渴者因于熱因于寒溼土自病宜理中温之因于熱病必關于陽明或暴煩下利或發黄便硬此脾家熱即屬胃家之熱為轉屬陽明之症宜從陽明治

傷寒脉浮而緩身不發熱手足自温者太陰也太陰身當發黄若小便自利者不能發黄蓋寒溼傷于肌肉不能外越皮膚故發黄若小便利

則溼氣下輸膀胱便不發黃設小水不利當用五苓散利之△然寒溼傷于太陰之表可從小便而出若熱溼傷于太陰之裡又當從大便而出故至七八日暴煩下利雖日十餘行不必治之以脾家實所積腐穢行盡自止矣蓋不須溫亦不須下也

傷寒四五日腹中痛若轉氣下趨少腹者此欲自利也自利不渴者屬太陰以其藏有寒故也當溫之四逆輩△惡寒脉微而復利四逆加人參湯主之△下利十餘行脉反實者死此脾氣虛而邪氣盛故也

太陰腹滿時痛誤下之胸下結鞕而成寒實結胸無熱症者與三白小陷胸湯病在膈上者必吐膈下者必利如不利進熱粥一盃利過不止進冷粥一盃

若太陽誤下續得自利脉弱腹滿而痛此太陽之熱邪陷于太陰之裡也腹滿時痛為虛宜桂枝加芍藥湯腹滿大痛為實宜桂枝加大黃湯然脉弱則胃氣亦弱故云設當用大黃芍藥者宜減之

○太陰新法 九條 附痧病

、太陰感寒、

凡見腹痛吐利交作脘悶不食六脉沉細或伏舌胎黑滑或白滑口不渴飲此太陰感寒本病也當以理中湯為主治兼外感加蘇葉脹滿加川朴有食加青陳查麹之類吐多加丁香藿梗瀉多加木香木瓜

溼熱内結

有腹痛痞滿嘔吐不納舌燥渴飲或大便泄瀉小水不利或二便俱秘此溼熱内結于太陰急宜開之須半夏赤苓厚朴草蔻川連通艸廣皮滑石之類如便秘不瀉加枳實大黄行之此即轉屬陽明也

、溼邪内着

如發熱不已頭重身痛大便順小便澁脘悶不飢舌胎白膩脉象沉細而緩者此溼邪内着太陰受病也宜二陳茅朮厚朴豬苓澤瀉茵陳米仁姜皮之類溼邪去熱自退矣汗多加桂枝秦艽汗少加紫蘇

、風溼流注

若發熱一身盡痛而兼四肢微腫者此風溼流注手足也宜二陳加米仁桂枝秦艽防已羌活木瓜片姜黄之類足脛紅腫合二妙

、溼熱發黄

凡傷寒熱盛不解但頭汗出腹滿溺澁目黄口渴舌胎黄膩滿佈此溼熱鬱于太陰欲發黄也急用茵蔯三苓枳實厚朴黄柏梔子茅朮秦艽車前澤瀉等利之清之二便秘滯小腹脹滿者此轉屬陽明也宜茵蔯蒿湯主之以上五條皆太陰本經自病

陽邪傳裡熱症

傷寒若從陽經傳入太陰則熱愈深毒愈甚舌見純黄純黑唇齒焦燥目黄面赤腹大熱或晡熱手足不欲煖蓋小便赤澁舌無芒刺者熱毒暴下也舌起芒刺者大便不通也三陰無竅俱借陽明為出路故兼見陽明證者為輕大便通

者只宜清裡解毒大便不通者兼導之清裡解毒如犀角芩連梔麴銀花人中黄之類導下如枳寔厚朴檳榔大黄之類

邪陷太陰發斑

傷寒溫病若失表失清以致毒邪凝結于裡陷于太陰每有發為五斑者其症反脉靜身凉有似邪退正復之象但看舌胎純黄中見黑點純黑中見紅點或黑胎聚于中心此皆斑症之驗也火重者斑必紅毒深者斑必反白若藍斑則食毒俱足胃將爛也紫斑發於少腹章门之间毒傳于腎也黄斑發于手足唇口之上毒歸于

脾也均屬危恶之症治法亦只清解毒火宣通氣血用犀角連翹赤芍銀花川連人中黄瓜婁皮天花粉牛旁子梹榔查肉天虫皂角刺之屬內外兩解若見面白目青則陽氣下陷已屬不治此藥又不可投若見身上汗出津津則元氣已泄其死尤速蓋病邪傳裡雖病太陰而三陰與之同病者也所藉者獨一肺經而已肺氣閉則面紅肺氣秘則面白若面黄則胆絶矣身黄則脾氣絶矣病在三陰者疑症者尤宜深察焉發瘢者總因熱毒不解或當汗不汗則表邪不解當下不下則裡邪不解當清不清則火盛不

解陽證誤用溫補則陽亢不解必須察脈之浮沉人之虛實熱毒之輕重而治之如熱甚脈洪數煩渴者以白虎湯合犀角地黃湯加天虫蟬衣青黛如熱毒內蘊心煩不得眠譫語呻吟者犀角大青湯加天虫蟬衣或增損三黃石羔湯加青黛犀角熱燥便結者俱加酒大黃如癍發已盡外熱稍退內實便秘譫語者以加味涼膈散微下之溫病與傷寒治法同蓋天虫蟬衣尤癍疹要藥也如身出而頭面不出此毒氣內歸危候也急以大蟾蜍一個搗和新汲水去渣痛飲之自出屢驗寒溫

金鑑曰傷寒發癍疹疿皆因汗下失宜外邪覆鬱內熱泛出而成也惟時氣傳染感而即出亦由疫之為病烈而速也發於衛分則為疿衛主氣故色白如膚粟也發於榮分則為疹斑榮主血故色紅膚淺為疹深重為癍癍形如豆甚則成片連屬癍疹之色紅者輕赤者重黑者死此以熱之深淺驗死生也若其色淡紅而稀暗者皆因邪在三陽已成癍疹入裡邪從陰化或過服冷藥所致是為陰癍陰疿陰疹法當從陰寒主治也癍出未透表熱輕者宜升麻葛根湯合消毒犀角飲治之表熱重者宜三黃石羔湯發

之已透用青黛消毒飲加減清之痧疹初起表裡不清用雙解散先通表裡餘法同前治之可也

按痧疹宜羚羊蟬衣牛蒡子石斛清解重者犀角板藍根加川鬱金再不出者宜升麻合犀角羚羊無不出也切不可用羌活藁本辛溫香燥之品耗傷津液也且痧疹乃溫熱時邪藥宜辛涼必佐以清痰川貝杏仁又不可用半夏溫燥除溼痰之品所以然者溫病之痰已變熱半夏大忌

王少峰識于寓次

傷寒從新卷七終

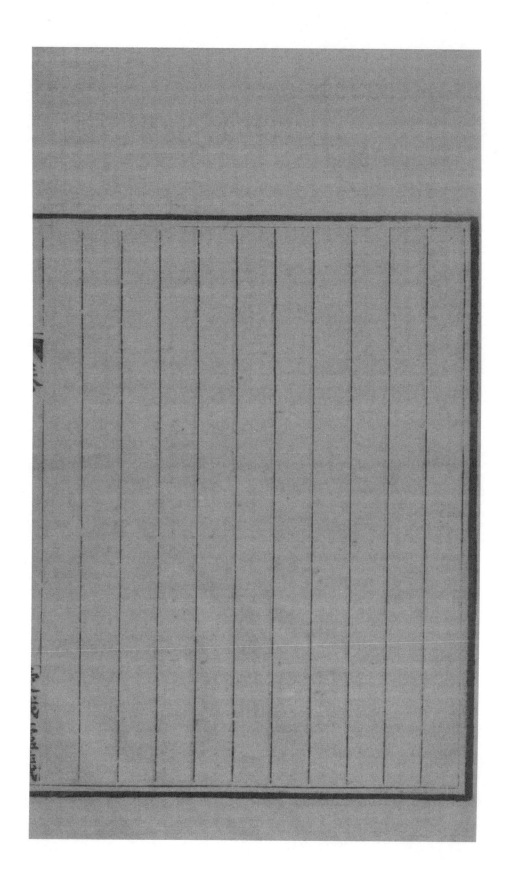

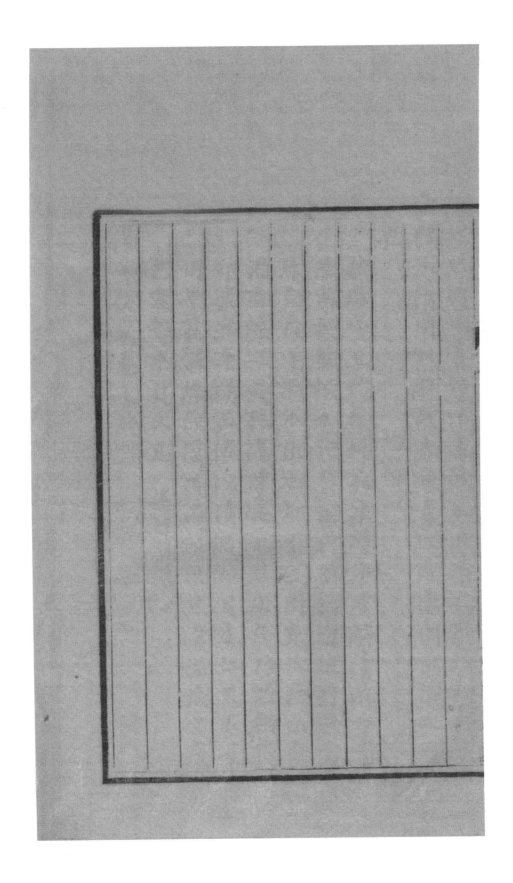

傷寒從新 十二

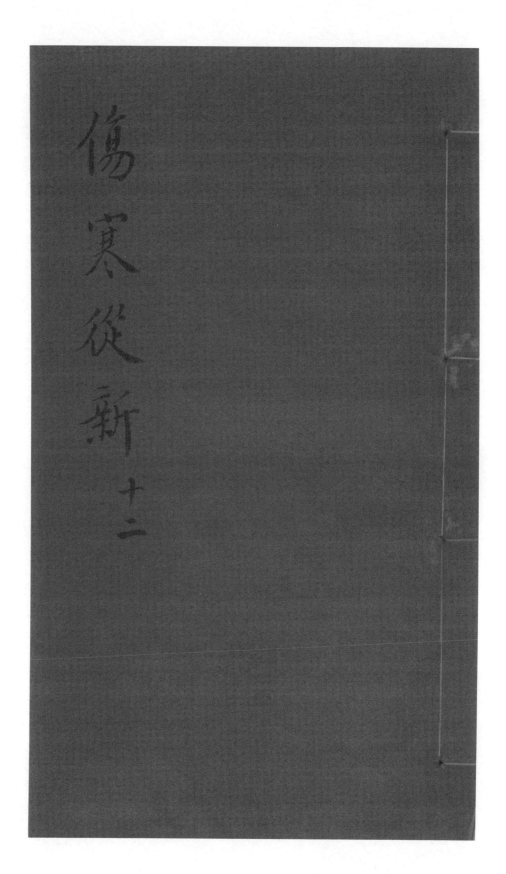

傷寒從新卷八

漢張機原文　　寓苕溪王少峰輯學

受業　張子菴校字

少陰上篇　目錄

總論少陰經大意

張路玉曰：傷寒邪在三陽，太陽為首；邪在三陰，少陰為先。少陰雖居太陰厥陰之中，而實為陰經之表，以其與太陽表裡，又與陰維相附且人腎氣多虛，受病最易，況原委不一。但知少陰有傳經、直中兩途，救陰、回陽二法，不知直中雖當回陽，而有兼汗、兼溫之殊；傳經雖宜救陰，復有補正、攻邪之别。豈可一概混淆，能令讀者無晦耶？蓋傳經熱邪先傷經中之陰，甚者邪未除而陰已竭。獨是傳入少陰，其急下之證反十之三，急溫之證反十之七，而宜溫之中復有次第不同，毫釐千里。粗工不解，必於曾犯房室之證始敢用溫，及遇一切當溫之證反不能用。詎知未病先勞其腎水者，不可因是遂認為當溫也，必其人腎中之真陽衰斷復因汗下後擾之外出而不能內返勢必藉溫藥以回其陽方可得生所以傷寒門中亡陽之證最多即在太陽已有種種危候至傳少陰其辨證之際仲景多少遲徊顧慮不得從正治之法清熱奪邪以存陰為先務也今將直傷陰經之證與夫汗下太過元氣受傷從權用溫經之法者疏為上篇正治存陰之法疏為下篇其溫熱病之發於少陰者另自為篇庶涇渭攸分根蔓不亂耳

吳坤安曰少陰為生死之關故仲景歷言死證然于傳經熱邪若兼陽明猶可養陰退陽

自感寒邪正氣未潰猶可溫臍散寒均非死證凡看傷寒熱病診得六脉沉細似寐非寐皆屬少陰見象宜兼少陰以治如兼咳嗽邪在肺腎之間如兼泄瀉邪在脾胃之間如兼昏昧邪在心腎之間此病不在三陽而在手足三陰是為三陰兼症不得因身熱概以三陽經藥治之傷寒指掌

金鑑曰少陰腎經水火之藏邪傷其經隨人虛實或從水化以為寒或從火化以為熱水化為陰寒之邪是其本也火化為陽熱之邪是其標也陰邪其脉沉細而微陽邪其脉沉

細而數至其見證亦各有别陰邪但欲寐身無熱陽邪雖欲寐則多心煩陰邪背惡寒口中和陽邪背惡寒則口中燥陰邪咽痛不腫陽邪咽痛則腫陰邪腹痛下利清穀陽邪腹痛下利清水或便膿血也陰邪外熱面色赤裡寒大便利小便白陽邪外寒手足厥裡熱大便秘小便赤此少陰標本寒熱之脉證也凡從本之治均宜温寒回陽從標之治均宜攻熱救陰回陽救陰其機甚微總在臨證詳辨别標本寒熱以急施其治庶克有濟稍緩則不及矣

王肯堂曰少陰之為病但欲寐也又欲吐不吐心煩但欲寐五六日自利而渴者理中四逆輩陰證雖云不用麻黃如少陰病始得之反發熱脉沉者麻黃附子細辛湯於六經中但少陰證難辨本經但云脉沉細欲寐小便數而白背惡寒四肢厥者可不審而知之或雖有惡寒甚者不覺寒或但喜厚衣近火善瞌睡問之則不言怕寒殊不知厚衣即惡寒也善瞌睡即但欲寐也其脉微細或沉濇雖有陰陽俱緊者蓋其人素有熱為表寒外襲故如此但當察其外證為主必以温藥逐之

其陽邪傳入及夫少陰自受熱證宜下宜吐宜和解者多矣仲景雖不言脉滑實沉數諸可下之脉然於證則可知矣脉必相符雖或有反沉微細遲脉不應證者為不可下亦宜凉藥滋陰退陽而愈者其不愈者必待脉有力而後下之可也其有證惡寒急下之者倘反有脉不應病亦宜微下之雖不敢大下亦不可緩也少陰傳變與太陽相同如通脉四逆湯四逆散真武湯證俱有加減法謂有或為之證亦猶太陽小青龍小柴胡之類罕有能知斯妙者也

葉桂曰足少陰腎經為人身之根蒂其脉始於左足內踝足心上行貫脊循喉嚨絡舌本散舌下注心中行身之前若一二日無熱惡寒足冷踡卧或厥逆脉沉無力者宜溫經散寒若五六日而發口燥舌乾脉沉有力者此傳經之熱邪也急宜下之大抵少陰傷寒多因勞慾損傷腎經而致切不可妄投涼藥若脉沉足冷雖發熱急宜溫腎以扶元氣仲景云少陰病始得之其脉沉其症反熱此少陰自受風寒以起病當汗之若一日則用麻黃附子細辛湯二日則用麻黃附子甘草湯切

要記其日子用藥若三日後不可妄汗也仲景云誤發少陰汗者必動陰血死不治少陰病不問利不利當分寒熱而治若脉沉實有力此熱也當下之若脉沉弱無力此寒也宜温之然寒熱二症皆令有厥以陽熱内附致手足冷也陰寒獨勝亦手足冷也然寒症亦有渴者以少陰主水腎虛水燥而渴欲飲水自救故少陰虛寒亦有渴症也

尤在涇曰有邪在太陽而已內及少陰者有寒中少陰而仍外連太陽者有邪在少陰而或兼厥陰或兼太陰者大抵連太陰者多發

熱連厥陰者多厥利也是傳經直中之外又有不同也直中之寒久亦化熱傳經之熱極必生陰也

舒詔曰少陰前後二篇寒熱迥別治法亦大相懸殊推其源流標同而本不同也蓋腎中真陽素虧之人陰寒是其本也邪入少陰則必挾水而動而為前篇諸證宜亟溫之固不待言其在太陽發表藥中早宜加附子以助陽禦陰庶無遍汗亡陽之患也若腎中真陰素乏之人陽亢是其本也邪入少陰則必挾火而動而為後篇諸證宜從養陰退陽固不

待言其在太陽發表藥中亦宜早重加阿膠地黄等藥以回護真陰方可得汗否則陰精被劫汗亦無所釀矣

周揚俊曰少陰之症不外傳經中經兩途救陰回陽二法傳經者熱邪入内懼其劫陰中經者陰寒内凝恐為格陽學者於聖人經文條例脉細心體認治乃合法若以曾犯房勞者便欲用温殺人多矣何也房勞者未嘗不病陽證頭痛發熱者是也但謂之夾陰不輕用凉藥耳故病發於陽病發於陰聖人立言昭然日星何至往往自悮悮人耶

柯琴曰少陰一經兼水火二氣寒熱雜居其寒也症類太陰其熱也症似太陽故仲景以微細之病脉欲寐之病情為提綱立法于象外使人求法于病中凡病之寒熱與寒熱之真假倣此義以推之真陰之虛實見矣

呂震名曰少陰之病熱因寒因變幻不一其中陰陽消息之機甚微不得呆執一證論治故仲景獨以脉微細但欲寐為少陰病之提綱以衛氣行陽則寤行陰則寐邪入少陰則氣行於陰不行於陽故但寐少陰病本在裡無論陰寒直中於本經者脉固微細即由陽

邪陷入少陰者雖屬熱因其脉亦必微細則是微細為少陰之定脉但欲寐為少陰之定證緣少陰病所見各證或惡寒發熱與太陽證易混或口燥咽乾腹脹不大便與陽明證易混或嘔欬欲吐與少陽證易混或下利不止與太陰證易混甚或手足逆冷更與厥陰證易混總憑此定脉定證以審實其病之不在他經只在少陰或當急存其陰或當急回其陽絲毫不容誤治傷寒之邪以出表為順入裡為逆三陽在表三陰在裡三陽經中惟太陽頭緒最繁三陰經中惟少陰頭緒最繁

然太陽病誤治致逆尚有種種救逆諸法邪入少陰急救已危若更誤治死可立待尚何及救哉吁可懼也已

又曰少陰病傳經屬熱直中屬寒然否答曰論中所列一二日二三日之少陰病即直中之邪五六日七八日之少陰病即傳經之邪傳經固多熱而亦有從寒化者直中固多寒而亦有由熱伏者脉微細但欲寐是少陰病之定脉定症而寒熱之分要在兼證上推詳寒不至於過甚者猶當溫經以散寒若陽將脱非急溫不足以回陽熱不至於過亢者尚

可潤燥以清熱若陰將涸非急下不足以存陰病機至此不惟不容誤治即因循瞻顧亦足悞人然非辨之至確鮮有不生疑畏者也

汗　麻黄附子細辛湯　麻黄附子甘草湯

下　大承氣湯　抵當湯

吐　瓜蒂散

温　四逆湯　桂枝芍藥湯　附子湯　桃花湯　白通加豬膽汁湯　真武湯　通脈四逆湯

和解　桂枝甘草龍骨牡蠣湯　豬膚湯　黄連阿膠湯　甘草湯　桔梗湯

苦酒湯　半夏散　猪苓湯

四逆湯

少陰虛寒證第一

少陰之為病脉微細但欲寐也

金鑑曰少陰腎經陰盛之藏也少陰受邪則陽氣微故脉微細也衛氣行陽則寤行陰則寐少陰受邪則陰盛而行陰者多故但欲寐也此少陰病之提綱後凡稱少陰病者皆指此脉證而言也

方有執曰少陰腎經也脉微細者少陰居於極下其脉起於小趾之下靈樞曰是主所生

病者嗜卧但欲寐盖人肖天地天地之氣行於陽則闢而曉行於陰則闔而夜故人之氣行於陽則動而寤行於陰則靜而寐凡病人但欲寐者邪客於陰故也

張璐曰此言少陰之總脉總證也盖少陰屬水主靜即使熱邪傳至其經在先之脉雖浮大此時亦必變為沉細在先之證雖煩熱不甯此時亦必變為昏沉嗜卧但須辨出脉細沉數口中燥為熱證脉沉微細口中和為寒證以此明辨萬無差誤矣

程應旄曰凡陰脉皆沉異乎太陽之浮不必

言矣陽明脉大微者大之反少陽脉弦細者弦之反沉兼微細陰證定矣

喻昌曰陽脉滑大陰脉微細外邪傳入少陰其脉必微細而與三陽之滑大迥殊邪入少陰則氣行於陰不行於陽故但欲寐也

尤在涇曰經脉陽淺而陰深陽大而陰小邪傳少陰則脉之浮者轉為微大者轉為細也又多陽者多寤多陰者多寐邪傳少陰則目不瞑者轉而為但欲寐也夫少陰者三陰之樞也陽於是乎入而陰于是乎出故雖太陰厥陰同為陰藏而其為病實惟少陰為然而

少陰之為病亦非獨脉微細但欲寐二端仲景特舉此者以為從陽入陰之際其脉證變見有如此

舒詔曰外邪挾水而動陽熱變為陰寒則陰勝故但欲寐外邪挾火而動其候俱從熱化則陽勝故煩燥不得卧嘉言以温經之法疏為前篇存陰之法疏為後篇然則此條前篇之法也先生列于後篇適足以自乱其例耳詔不敢仍先生之舊乃將此條移置前篇第一以冠少陰之首于例則合于理有當矣

章楠曰此總揭風寒邪入少陰之脉證也素

問云傷寒五日少陰受之少陰之脉貫腎絡於肺繫舌本故口燥舌乾而渴是言陽經之邪傳入少陰而化熱故口燥舌乾若風寒直中少陰則無内熱之證故仲景各條詳辨有虛實寒熱之大異也人身衛氣由陰蹻脉而入於陰則寐由陽蹻脉而出於陽則寤陽蹻為太陽之支別陰蹻為少陰之支別少陰受邪衛氣沉困不能外達於陽故脉微細但欲寐也

此條傷寒論輯義第二百八十五條少陰篇

少陰病始得之反發熱脉沉者麻黄附子細辛

湯主之

金鑑曰少陰病謂但欲寐也脉沉者謂脉不微細而沉也今始得之當不發熱而反發熱者是為少陰之裡寒兼有太陽之表熱也故宜麻黄附子細辛湯温中發汗顧及其陽則兩感之寒邪均得而觧之矣

方有執曰發熱邪在表也脉沉少陰位居北而居裡也以其居裡邪在表而發熱故曰反也以邪在表不在裡故用麻黄以發之以其本陰而標寒故用附子以温之細辛辛温通於少陰用之以佐主治者以其專經而為向

導也

程知曰三陰表法與三陽不同三陰必以溫經之藥為表而少陰尤為緊關故用散邪溫經之藥俾外邪之深入者可出而內陽亦不因之外越也

程應旄曰一起病便發熱兼以陰經無汗世有計日按證者類能用麻黃而忘在附子不知脉沉者由其人腎經素寒裡陽不能協應故沉而不能浮也沉屬少陰不可發汗而始得病時即發熱則兼太陽又不得不發汗須以附子溫經助陽托住其裡使陽不至隨汗

而越其麻黄始可合細辛用耳

林瀾曰傳邪與陰寒皆有沉脉但可為病之在裡而未可專以沉為寒也夫少陰證中微細而沉與細數而沉其為寒熱之殊蓋大有別矣

喻昌曰脉沉為在裡證見少陰不當復有外熱若發熱者乃是少陰之表邪即當行表散之法者也此是少陰表證之表法也

舒詔曰陰陽兩感之證凡表重于裡者法當温裡之中兼解其表若裡重于表者但當温裡不可兼表此條但言反發熱三字即以為

太陽之表否甚又安知其裡之不重耶蓋少陰本有裡寒外熱之證乃真陽為陰邪所逼越出軀殼法當即回其陽且各經皆有發熱豈可不察而妄用麻黃耶又曰細辛走少陰之表少陰並無表證何其不通若此又有更不通者潔古之大羌活節菴之沖和靈寶飲胡亂瞎表寒涼雜投俗醫執此二方混施兩感百不救一可勝悼哉

周揚俊曰按少陰中寒原中經耳未嘗中藏也其脉貫腎繫舌本雖經證即為裡證故少陰治法從無發表之理只用附子溫經使正

氣回而邪氣退此大法也俞氏以為發熱乃是少陰表邪當行表散豈少陰有藏證有經證乃復有表證耶殊不知少陰與太陽相為表裡故言少陰表證即太陽也俞氏不明言太陽所以轉增一疑也路玉以為始得之反發熱脉沉者乃是少陰兼太陽之表邪此又是太陽少陰兩感證也何仲景不於兩感即立此方耶殊不知兩感則當見兩感之證今第現少陰脉證而無錯雜之邪所見於太陽者止發熱耳無頭痛項强等證也惟路玉竟言太陽所以又增一疑也由是思之太少既

為表裡則少陰被患事切震隣所謂楚國亡猿禍延林木者理實有之此仲景即於始得之時麻黄與附子合用兼以細辛本藥由裡達外俾外邪得以外解温經以回陽邪難出而真陽不出誠打成一片呼吸相通之大道也快甚快甚

尤在涇曰此寒中少陰之經而復外連太陽之證以少陰與太陽為表裡其氣相通故也少陰始得本無熱而外連太陽則反發熱陽病脉當浮而仍繫少陰則脉不浮而沉故與附子細辛專温少陰之經麻黄兼發太陽之

表乃少陰經過經散寒表裡兼治之法也

又曰按陽證有在經不在府者陰病亦有在經不在藏者太陽篇云脉浮者桂枝湯少陰篇始得之反發熱脉沉者麻黄附子細辛湯及得之二三日麻黄附子甘草湯厥陰篇厥陰中風脉微浮為欲愈此皆陰病之在經而未入於藏者

張兼善曰或云論傳經之邪自三陽而傳至太陰太陰則傳少陰此不言傳經而言始得之何也夫傳經者古人明理立法之意如此安可執一而論哉夫三陽傷寒多自太陽入

次第而傳至厥陰者固有之也其三陰傷寒亦有自利不渴始自太陰而入者今少陰病始得之反發熱此自少陰而入者故云始得之緣少陰無身熱而今有熱故言反發熱以不當發熱而熱也為初病邪淺故與此湯以發散之

徐大椿曰少陰病三字所該者廣必從少陰諸現症細細詳審然後反發熱知為少陰之發熱否則何以知其非太陽陽明之發熱耶又必候其脈象之沉然後益知其為少陰無疑也凡審症皆當如此　又曰附子細辛為

少陰温經之藥夫人知之用麻黄者以其發熱則邪猶連太陽未盡入陰猶可引之外達不用桂枝而用麻黄者蓋桂枝表裡通用亦能温裡故陰經諸藥皆用之麻黄則專發表今欲散少陰始入之邪非麻黄不可況已有附子足以温少陰之經矣

柯琴曰太陽主表病發于陽少陰主裡病發于陰只當内熱今始得寒邪即便發熱似乎太陽而屬之少陰者何内經曰逆冬氣則少陰不藏腎氣獨沉故反熱而脉則沉也腎為坎象二陰不藏則一陽無蔽陰邪始得而内

侵孤陽因得以外散耳病在表脉浮者可發汗可知病在表脉沉者亦不可不汗矣然沉為在裡而反發其汗津液越出亡陽則陰獨矣故用麻黄開腠理細辛散浮熱而無附子固元陽則熱去寒起亡可立待也其人不知養藏之道逆冬氣而傷腎故有此證能不擾乎陽無洩皮膚去寒就温詎有此患哉本條當有無汗惡寒證

陳脩園曰少陰標寒而本熱太陽標熱而本寒少陰病始得之當不發熱今反發熱是少陰而得太陽標熱之化也既得太陽之標熱

其脉應浮今診其脉沉者為難得太陽之標熱仍陷少陰之裡也用此方使少陰太陽交和於內外則愈

唐宗海曰此言少陰之表即是太陽若始得之邪從表入合于太陽經而惡寒發熱且並無煩躁下利諸裡證者仍當從表以汗解之使隨太陽之衛氣而從衛以解故用麻黄以解外也再用附子以振腎中之陽內陽既振乃能外達也若取發汗則用甘草益中氣以宣達之如桂枝湯之用甘棗矣惟脉沉為陽陷不升則用細辛一莖直上者以升之也蓋

發汗欲其橫行故用補弊陽欲其直上故用
升附子本温腎中之陽而陳注曰温表陽麻
黃本散在表之寒而陳注曰啟少陰顛倒其
詞於生陽之根與衛陽之出入蓋未明也
此條傷寒論輯義第三百零五條少陰篇
麻黃附子細辛湯方
麻黃二兩　細辛二兩　附子一枚去皮
右三味以水一斗先煮麻黃減二升去上沫
内諸藥煮取三升去滓温服一升日三服
金鑑引柯琴曰少陰主裡應無表證病發陰
應有表寒今少陰始受寒邪而反發熱是有

少陰之裡而兼有太陽之表也太陽之表脉應不沉今脉沉者是有太陽之證而見少陰之脉也故身雖熱而脉則沉也所以太陽病而脉反沉便用回逆以急救其裡此少陰病而表反熱便於表劑中加附子以預固其裡夫發熱無汗太陽之表不得不開沉為在裡少陰之樞又不得不固設用麻黃開腠理細辛散浮熱而無附子以固元陽則少陰之津液越出太陽之微陽外亡去生便遠惟附子與麻黃並用則寒邪雖散而陽不亡此裡病見表脉沉而當發汗者與病在表脉浮而發汗

者逕庭也若表微熱則受寒亦輕故以甘草易細辛而微發其汗甘以緩之與辛以散之者又少間也

此方傷寒論輯義在三百零五條

少陰病得之二三日麻黃附子甘草湯微發汗以二三日無裡證故微發汗也

金鑑曰此詳上條少陰病得之二三日仍脉沉發熱不解者宜麻黃附子甘草湯微發其汗也蓋謂二三日不見吐利裡寒之證知邪已衰然熱仍在外當汗但不可過耳故不用細辛而用甘草蓋於溫散之中有和意也此

二證皆未曰無汗非仲景略之也以陰不得
有汗不須言也
張路玉曰少陰無發汗之法汗之必至亡陽惟此一證其外有太陽發熱無汗其内不吐利躁煩嘔渴乃可溫散寒取其微似之汗也
程應旄曰既云微發汗矣仍用以字故字推原之足見鄭重之意按此二條與太陽篇發熱頭痛脉沉用四逆者同一證彼以不差則期過三日可知病已入裡雖尚有太陽頭痛直以少陰法律之此少陰病在初得二三日雖無頭痛證不容竟作少陰治之故仍兼太

陽之法以律之一出一入不啻爰書假令前條得之二三日後二條過二三日不差則四逆之與麻黃易地皆然矣

汪琥曰上條反發熱脉沉此亦反發熱脉沉但上言始得之為急此言得之二三日為緩治法亦緩

尤在涇曰少陰中寒二三日為脉沉惡寒無熱之時故可與麻黃附子甘草湯以取微汗而散寒邪無裡證者無吐利心煩不得卧等證也以二三日病未入藏而寒亦未変熱故得溫經散邪之法如麻黃附子細辛之例

章虛谷曰此不發熱爲寒邪在少陰得之二三日脈微細但欲寐而無吐利心煩等裡證故可微發其汗然以陰邪在陰經防其入裡即有下利厥逆之變故必以扶陽爲主而用附子甘草先助脾腎佐麻黃祛邪出表也以上二條皆少陰發汗之證蓋少陰爲樞故可使邪從表解也

程郊倩曰若前證得之二三日熱仍在表則麻黃勢未可除但減細辛加甘草溫裡兼和中稍殺麻黃之力耳病屬少陰即爲在裡非少陰內又有裡特以二三日內發熱外無

他證候雖是少陰脉却無少陰證故兼太陽例治可見脉一見陰不但證上便要謹慎即日子上亦要謹慎無論腎陽在所顧慮即陽病亦見死之幽微也

徐大椿曰三陰經惟少陰與太陽爲表裡而位最近故猶有汗解之理况二三日而無裡症則其邪未深入此方校麻黄附子細辛少輕以其無裡證也

此條傷寒論輯義第三百零六少陰全篇

麻黄附子甘草湯方

麻黄二兩 甘草二兩 附子一枚炮去皮

二百四五

右三味以水七升先煮麻黄一兩沸去上沫內諸藥煮取三升去滓溫服一升日三服

呂震名曰此又少陰溫經散邪之緩法也

少陰病得之一二日口中和其背惡寒者當灸之附子湯主之

金鑑曰背惡寒者為陰陽俱有之證如陽明病無大熱口燥渴心煩背微惡寒者乃白虎加人參湯證也今少陰病但欲寐得之二三日口中不燥而和其背惡寒者乃少陰陽虛之背惡寒非陽明熱蒸之背惡寒也故當灸之更主附子湯以助陽消陰也口燥口和誠

二者之確徵矣

程知曰言初得之證口中和不渴不燥全無裡熱也內經曰背為陽背惡寒則陽虛陰盛寒深可知若風寒在表而惡寒則一身盡寒矣灸之以助陽消陰與附子湯以溫經散寒論中云傷寒無大熱口燥渴心煩背微惡寒者白虎湯加人參主之彼是陽熱乘陰虛而內陷之惡寒與此之陰寒盛者不同陽入陰者則口燥心煩陰寒盛者則不能銷爍津液故口中和

張路曰太陽表氣大虛邪氣得入犯少陰故

得之一二日尚背惡寒不發熱此陰陽兩感校之兩感更自不同兩感表裡皆屬熱邪猶堪發表攻裡此則內外皆屬虛寒無邪熱可以攻擊惟當溫經補陽以溫補其不足更灸関元以協助之雖其證似緩於發熱脉沉而危殆尤甚焉

汪琥曰此條論仲景不言當灸何穴常器之云當灸鬲俞關元穴背俞第三行郭雍云此有錯字當是灸鬲俞関元穴也鬲俞是背俞第二行穴按鬲俞實係背俞部第二行穴然常器之所云第三行者當是鬲関非鬲俞也

蓋少陰中寒必由太陽而入故宜灸其穴又関元一穴在腹部中行臍下三寸足三陰任脉之會可灸百壯常器之所謂灸扁闕者是温其表以散外邪灸関元者是温其裡以助其元氣也

程應旄曰上條出脉不出證此條出證不出脉欲人從而路夾出一少陰病來故上條只云脉沉不云脉細見有此條之口中和不必定微細也雖沉數可温矣下一急字破人猶豫耳　且果屬少陰病温之不妨重温也其法不必以日拘但以口中和為驗故不必惡

寒踡臥等證見也只背惡寒便是其候矣灸之仍主以附子湯見不妨放手用溫也　背者胸中之府陽氣於胸中而轉行於背背惡寒者陰氣盛而聚也

徐大椿曰但背惡寒則寒邪聚於一處故用灸法按白虎加人參湯亦有背微惡寒之症乃彼用寒凉此用溫熱何也蓋惡寒既有微甚之不同而其相反處全在口中和與口燥渴之迴別故欲知裡症之寒熱全在渴不渴辨之此傷寒之要訣也此乃病已向愈正氣虛而餘寒尚存之證也

此條傷寒論輯義第三百零八條少陰篇

附子湯方

附子二枚　茯苓三兩　人參二兩

白朮四兩　芍藥三兩

右五味以水八升煮取三升去滓溫服一升日三服

金鑑曰少陰為寒水之藏故寒傷之重者多入少陰所以少陰一經最多死證方中君以附子二枚者取其力之銳且以重其任也生用者一以壯少火之陽一以散中外之寒則身痛自止惡寒自除手足自溫矣以人參為

臣者所以固生氣之原令五藏六府有本十二經脉有根脉自不沉骨節可和矣更佐白朮以培土芍藥以平木茯苓以伐水水伐火自旺旺則陰翳消朮平土益安安則水有制制則生化此誠萬全之術也其有畏而不敢用以致因循有誤者不誠可惜哉

舒詔曰中寒门用附子破陰回陽取其飛騎突入豈可用芍藥凝陰之物以羈絆附子雄入之勢而致迂緩無功也仲景原方必無此藥

呂震名曰此少陰病温經散寒正治之法主

附子之雄烈下消腎中之水寒上資君主之熱化人參助陽芍藥和陰茯苓利竅以逐水白朮燥溼以燠土併力温托絕不加入一毫升散之藥但使元陽得振而病自解

尤在涇曰氣虛者補之必以甘氣寒者温之必以辛甘辛合用足以助正氣而散陰邪人參白朮茯苓附子是也而病陰經故又須芍藥以和陰氣且引附子入陰散寒所謂鄉導之兵也

柯琴曰此傷寒温補第一方也與真武湯似同而實異倍朮附去姜加參是温補以壯元

二百四六

陽真武湯還是溫散而利胃水也

張路玉曰或問附子湯與真武湯只換一味何真武湯主行水收陰附子湯主回陽峻補耶蓋真武湯內生姜佐熟附不過取辛熱之勢以走散經中之水飲附子湯中人參助生附純用其溫補之力以快復渙散之真陽且附子湯中附朮皆倍於真武其分兩亦自不同所以主治迥異豈可比例而觀乎

此方傷寒論辨義在三百零八條

少陰病身体痛手足寒骨節痛脉沉者附子湯主之

金鑑曰此承上條詳舉其證互發其義以出其治也身体痛表裡俱有之證也如太陽病脉浮發熱惡寒身痛手足熱骨節痛是為表寒當主麻黃湯發表以散其寒今少陰病脉沉無熱惡寒身痛手足寒骨節痛乃是裡寒故主附子湯溫裡以散寒也

方有執曰少陰腎也腎主骨寒淫則痛

程應旄曰身体痛手足寒骨節痛太陽傷寒同有此證以脉沉辨之沉屬裡陰寒重著所致裡陰有餘表陽不足故以附子湯主之

徐大椿曰此亦虛寒餘症

尤在逕曰身体痛骨節痛寒在陰也手足寒脉沉病屬陰也若脉浮而手足熱則為太陽傷寒可與汗觧者矣此為少陰血氣不足而寒邪侵之之症故亦宜附子湯復陽散陰益精氣也

張路玉曰一身骨節俱痛者太陽經病也若手足寒而脉沉則腎中真陽之虛審矣可見身体骨節之痛皆陽虛所致而與外感不相涉也若以其痛為外感之邪寧不殺人鮮矣

此條傷寒論輯義第三百零九條 少陰篇

少陰病脉沉者急溫之宜四逆湯

金鑑曰少陰病但欲寐脉沉者若無發熱口燥之證則寒邪已入其藏不須遲疑急溫之以四逆湯消陰助陽可也

吳人駒曰脉沉須别虛實及得病新久若得之多日及沉而實者須從别論

程應旄曰少陰病禁汗禁下既聞命矣然則主治之法何者為急曰少陰證具但見脉沉便是邪入藏而陰寒用事溫之一法不須遲疑矣四逆湯不必果四逆而後用之也

喻昌曰外邪入少陰宜與腎氣兩相搏擊乃脉見沉而不鼓即內經所謂腎脉獨沉之義

其人陽氣衰微可知故當急温之以助其陽也

舒詔曰揭少陰病則身重欲寐下利厥逆等證俱括在内但見脉沉即當急用四逆以破陰而救陽更當加參芪朮補氣而止泄也

尤在涇曰此不詳何證而但憑脉沉以論治曰少陰脉沉者急温之宜四逆湯然苟無厥逆惡寒下利不渴等証未可急與温法愚謂學者當從全書會通不可拘于一文一字之間者此又其一也

徐大椿曰病與脉相合則温不可遲也

呂震名曰少陰病脈沉者沉為在裡急當救裡若欲吐而膈上有寒飲乾嘔者蓋屬陰邪上逆之象尤當從事於此湯之急溫此少陰用四逆之大法

此條傷寒論輯義第三百廿七條少陰篇

四逆湯方

甘草炙二兩 乾姜一兩半 附子一枚生用去皮破八片

右三味以水三升煮取一升二合去滓分溫再服強人可大附子一枚乾姜三兩

金鑑曰名四逆者主治少陰中外皆寒四肢厥逆也君以甘草之甘溫溫養陽氣臣以姜

附之辛温助陽勝寒甘草得姜附鼓腎陽温中寒有水中煖土之功姜附得甘草通關節走四肢有逐陰回陽之力腎陽鼓寒陰消則陽氣外達而脉自升手足自温矣

徐大椿曰按方名四逆必以之治厥逆論云厥者陰陽氣不順接言而可知此方温中散寒故附子用生者又曰四逆理中皆温熱總不離白术以守中也治宜中焦餘藥皆相同而功用迥别

呂震名曰四逆證具若無脉沉微悪寒等陰證雖下利而並非清穀反下重者即屬轉經

之熱邪不可誤用貽禍難挽當須細辨

此方傷寒論輯義第三十一條太陽上篇

少陰病下利白通湯主之

金鑑曰少陰病但欲寐脉微細已屬陽為陰困矣更加以下利恐陰降極陽下脫也故君以葱白大通其陽而上升佐以姜附急勝其陰而緩降則未脫之陽可復矣

方有執曰少陰病而加下利者不獨在經而亦在藏寒甚而陰盛也治之以乾姜附子者勝其陰則寒自散也用葱白而曰白通者通其陽則陰自消也

程知曰此言下利宜通其陽也少陰病謂有脉微細欲寐證也少陰下利陰盛之極恐致格陽故用姜附以消陰葱白以升陽通云者一以溫之而令陽氣得入一以發之而令陰氣易散也

汪琥曰腎虛無火不能主水故下利用白通湯者溫裡以散寒也

呂震名曰少陰下利腎中真陽將隨下利而亡故以姜附溫腎而加葱白以升舉下陷之真陽也

舒詔曰此條下利無陽法當溫補兼行方中

宜加黄芪白术補中氣而健脾土葱白耗散陽氣之藥切不可用也

程郊倩曰此條少陰下利不但與太陰之四逆輩有異亦與本經之真武有異蓋上之君火表之標陽欲越已從隅處露倪須于溫法中使之得返于内歸于源方為佳兆故用四逆加葱白易名曰白通通其陽而陰自消之義也

王肯堂曰少陰主水少陰客寒不能制水故自利也白通湯溫裡散寒

此條傷寒論輯義第三百十八條　少陰篇

白通湯方

葱白四莖　乾姜一兩　附子一枚生

右三味以水三升煮取一升去滓分溫再服

金鑑引汪琥曰此方與四逆湯相類獨去甘草蓋驅陰寒欲其速辛烈之性取其驟發直下焦故不欲甘以緩之也而猶重在葱白少陰之陰天之寒氣亦為陰兩陰相合而偏于下利則與陽氣隔絕不通姜附之力雖能益陽不能使真陽之氣必入於陰中惟葱白味辛能通陽氣令陰得陽而利庶可愈矣蓋大辛大熱之藥不過藉以益人陽氣非葱白以

二百四九

通之令真陽和會而何以有濟也耶

柯琴曰葱白辛温而莖白通肺以行榮衛陰陽故能散寒邪而通陽氣率領姜附入陽明而止利入少陰而生脉也附子生用亦取其勇氣耳

陳氏註曰陽氣不能運行宜四逆湯元陽虛甚宜附子湯陰盛於下格陽於上宜白通湯陰盛於内格陽於外宜通脉四逆湯

此方傷寒論輯義在三百十八條

少陰病下利脉微者與白通湯利不止厥逆無脉乾嘔煩者白通加豬膽汁湯主之服湯脉暴

出者死。微續者生

金鑑曰此承上條詳申其脉以明病進之義也少陰病下利脉微者與白通湯下利當止今利不止而轉見厥逆無脉更增乾嘔而煩者此陰寒盛極格陽欲脫之候也若專以熱藥治寒寒既甚必反格拒而不入故於前方中加人尿猪膽之陰以引陽藥入陰經曰逆者從之此之謂也無脉者言診之而欲絕也服湯後更診其脉若暴出者如燭燼焰高故主死若其脉徐徐微續而出則是真陽漸回故可生也故上條所以纔見下利即用白通

以治於未形誠善法也

程知曰此言陰盛格陽用胆汁通陰法也以白通與之宜乎陽可救今乃利不止反至厥逆無脉則陰邪愈無忌矣乾嘔而煩則陽藥在膈而不入陰矣此非藥不勝病乃無鄉導之力也加人尿猪胆之陰寒則可引姜附之溫入格拒之寒而調其逆此内經從治之法也

周揚俊曰微細少陰本脉也今但言微則已毫無鼓動之力似有若無校況又進矣

程郊倩曰服白通湯而反利不止厥逆無脉

乾嘔煩者則知陰邪壅盛熱藥并為寒格陽欲通而不得致陰陽不相接續使然也用前方加人尿猪胆汁為導從陽引至陰所謂求諸其屬也脉暴出者死無根之陽驟逆諸外也微續者生陽氣漸交陰肯納也

尤在涇曰少陰病下利脉微者寒邪直中陽氣暴虛既不能固其內復不能通於脉故宜姜附之辛而温者破陰固裡葱白之辛而通者入脉引陽也若服湯已下利不止而反厥逆無脉乾嘔煩者非藥之不中病也陰寒大甚上為格拒王冰所謂甚大寒熱必能與違

性者爭雄異氣者相格也故即於白通湯中加人尿之鹹寒猪胆汁之苦寒反其佐以同其氣使不相格而適相成内經所謂寒熱温涼反從其病是也脉暴出者無根之陽發露不遺故死脉微續者被抑之陽來復有漸故生

徐靈胎曰無脉厥逆嘔而且煩則上下俱不通陰陽相格故加猪胆汁人尿引陽藥達於至陰而通之内經所云反佐以取之是也脉暴出乃藥力所迫藥力盡則氣仍絶微續乃正氣自復故可生也○少陰篇云少陰病下

利不止惡寒而踡卧手足温者可治則又當以手足之温騐其陽之有無也○前云其脉即出者愈此云暴出者死蓋暴出與即出不同暴出一時出盡即出言服藥後少頃即徐徐微續也須善會之

白通加猪胆汁湯方

葱白四莖 乾姜一兩 附子一枚生 人尿五合 猪胆汁一合

右五味以水三升煮取一升去滓内胆汁人尿和令相得分温再服若無胆亦可用

金鑑曰是方即前白通湯加人尿猪胆汁也

二百五十

加胆汁者從其類也下咽之後冷体既消熱性便發情且不違而致大益則二氣之格拒可調上下之陰陽可通矣

此方傷寒論輯義第三百十九條

少陰病二三日不已至四五日腹痛小便不利四肢沉重疼痛自下利者此為有水氣其人或欬或小便不利或下利或嘔者真武湯主之

金鑑曰論中心下有水氣發熱有汗煩渴引飲小便不利者屬太陽中風五苓散證也發熱無汗乾嘔不渴小便不利者屬太陽傷寒小青龍湯證也今少陰病二三日不已至四

五日腹痛下利陰寒深矣設小便利是純寒而無水乃附子湯證也今小便不利或欬或嘔此為陰寒兼有水氣之證故水寒之氣外攻於表則四肢沉重疼痛內盛於裡則腹痛自利也水氣停於上焦胸肺則咳喘而不能臥停於中焦胃府則嘔而或下利停於下膀胱而或少腹滿種種諸證總不外乎陰寒之水而不用五苓散者以非表熱之飲也不用小青龍者以非表寒之飲也故惟主以真武湯溫寒以制水也

喻昌曰太陽篇中厥逆筋惕肉瞤而亡陽用

真武矣玆少陰之水逕上逆仍用真武以鎮攝之可見太陽膀胱與少陰腎一藏一府同為寒水府邪為陽邪藉麻桂為青龍藏邪為陰邪藉用附子為真武

章楠曰寒傷少陰而內挾水氣故腹痛而四肢沉重蓋四肢禀氣於脾胃脾胃陽虛水氣不能輸布下泄則自利上逆則或欬或嘔三焦氣窒而小便不利陽不達於四肢則沉重疼痛也若寒傷太陽而挾水氣者用小青龍湯表裡通治今寒傷少陰而少陰為寒水之臟故水邪之本在腎也腎為北方玄武故用

真武湯温腎通陽祟土制水又立隨證加減
法以治之也
程應旄曰少陰由下焦有寒不能制伏本水
一二日至四五日客邪得深入而動其本氣
遂至泛濫而見前證緣所由來實是胃陽衰
而隄防不及也故用真武湯温中鎮水收攝
其陰氣若用小青龍則中有麻桂發動腎中
真陽遂爲奔豚厥逆禍不旋踵也○胃中氣
寒水乃泛上此水即腎中陰氣所生也經曰
腎者北臟也地氣上者屬于腎而生水液也
真武湯之治欬以停飲與裡寒合也小青龍

之治欬以停飲與表有寒合也
詺詒曰腹痛下利欬嘔等證皆少陰所有四
肢沉重疼痛又屬太陰溢飲法宜茯朮苓附
姜半虎骨等藥以治之真武何益哉且條中
二三日四五日何所關係既曰小便不利又
曰或小便利既曰自下利又曰或下利前後
糊塗乱說不足為法

真武湯方

茯苓三兩　芍藥三兩　白朮二兩
生姜三兩切　附子一枚泡

右五味以水八升煮取三升去滓溫服七合

日三服若欬者加五味子半升細辛一兩乾姜一兩若小便利者去茯苓若下利者去芍藥加乾姜二兩若嘔者去附子加生姜足前為半斤

金鑑曰小青龍湯治表不解有水氣中外皆寒實之病也真武湯治表已解有水氣中外皆寒虛之病也真武者北方司水之神也以之名湯者賴以鎮水之義也夫人一身制水者脾也主水者腎也腎為胃關聚水而從其類者倘腎中無陽則脾之樞機雖運而腎之關門不開水雖欲行孰為之主故水無主制

泛溢妄行而有是證也用附子之辛熱壯腎之元陽而水有所主矣白朮之苦燥建立中土而水有所制矣生薑之辛散佐附子以補陽溫中有散水之意茯苓之淡滲佐白朮以健土制水之中有利水之道焉而尤妙在芍藥之酸斂加於制水主水藥中一以瀉水使子盜母虛得免妄行之患一以斂陽使歸根於陰更無飛越之虞孰謂寒陰之品無益於陽乎而昧者不知承制之理論中誤服青龍發汗亡陽用此湯者亦此義也然下利減芍藥者以其陽不外散也加乾薑者以其溫中

勝寒也水寒傷肺則咳加細辛乾姜者散水寒也加五味子者收肺氣也小便利者去茯苓以其雖寒而水不能停也嘔者去附子倍生姜以其病非下焦水停于胃也所以不須温腎以行水祇當温胃以散水佐生姜者功能止嘔也

程知曰白通湯通脉湯真武湯皆為少陰下利而設白通四證附子皆生用惟真武一證熟用者蓋附子生用則温經散寒炮熟則温中去飲白通諸湯以通陽為重真武湯以益陽為先故用藥有輕重之殊乾姜能佐生附

以溫經生姜能資熱附以散飲也

張路玉曰按真武湯方本治少陰病水飲內結所以首推朮附兼茯苓生姜之運脾滲水為務此人所易明也至用芍藥之微旨非仲景不能蓋此證雖曰少陰本病而實緣水飲內蓄所以腹痛自利四肢疼重而小便反不利也若極虛極寒則小便必清白無禁矣安有反不利之理哉此證不但真陽不足真陰亦必素虧或陰中伏有陽邪所致若不用芍藥固護其陰豈能勝附子之雄烈乎

柯琴曰真武壯方水神也坎為水而一陽居

其中柔中之剛故名真武是陽根于陰靜為動本之義蓋水體本靜動而不息者火之用也火失其位則水逆行君附子之辛溫以奠陰中之陽佐芍藥之酸寒以收炎上之用茯苓淡滲以正潤下之體白朮甘苦以制水邪之溢陰平陽秘少陰之樞機有主開闔得宜小便自利腹痛下利自止矣生姜者用以散四肢之水氣與皮膚之浮熱也

成無已曰真武北方水神也水氣在心下外帶表而屬陽必應發散故治以真武湯青龍湯主之太陽病真武湯主少陰病少陰腎水

也此湯可以和之脾惡溼腹有水氣則脾不治脾欲緩急食甘以緩之滲水緩脾以甘為主故以茯苓甘平為君白朮甘溫為臣內經曰溼淫所勝佐以酸辛除溼正氣是用芍藥酸寒生姜辛溫為佐也內經曰寒淫所勝平以辛熱溫經散溼是以附子辛熱為使也水氣內漬散行不一故有加減之方焉欬者水寒射肺也肺氣逆者以酸收之五味子酸而收也肺惡寒以辛潤之細辛乾姜辛而潤也若小便利者去茯苓茯苓專滲泄也小便不利者去芍藥以酸澁也加乾姜以散寒也氣

上逆則嘔附子補氣故去之生姜散氣故加之則氣順嘔止矣千金曰嘔家多服生姜此爲嘔家聖藥

徐大椿曰此方因發汗不合法上焦之津液乾枯腎水上救以此鎮腎氣治逆水不專爲汗多亡陽而設治亡陽之方諸四逆湯乃正法也真武湯乃鎮伏腎水挽回陽氣

呂震名曰按真武主治少陰水氣固與小青龍對峙而太陽病誤服大青龍致成厥逆筋惕肉瞤之變者亦用此以救逆蓋龍非得水不靈當陽氣欝蒸之時但得龍升雨降煩熱

二百五一

頓除若淫溢不止則龍適逆害攝伏龍蛇舍真武更向何處乞靈哉

此方傷寒論輯義在三百二十條

少陰病下利清穀裡寒外熱手足厥逆脈微欲絕身反不惡寒其人面赤色或腹痛或乾嘔或咽痛或利止脈不出者通脈四逆湯主之

金鑑曰少陰腎也腎象乎坎一陽陷於二陰之中二陰若盛則一陽必衰陰邪始得內侵孤陽因之而外越也下利清穀手足厥冷脈微欲絕裡陰盛極也身反不惡寒面色反赤其外反熱格陽於外也故雖有腹痛乾嘔咽

痛等證亦當倣白通湯之法加葱於四逆湯
中以消其陰而復其陽可也
程應旄曰熱因寒格無論腹痛乾嘔咽痛皆
下利中格陽之證即使利止而脈仍前欲絶
不出亦不得謂裡寒已退輒妄治其外熱也
須倚四逆湯例消陰翳於下部但加葱白宣
陽氣於下焦使陽氣通而脈亦出始為真愈
林瀾曰格拒格也亦曰陽陰陽隔離也又曰
戴陽浮於上如戴也夫真寒入裡陰氣未有
不滅者然其劇不過陽愈微陰愈盛耳
喻昌曰前條云脈暴出者死此條云脈即出

者愈其辨最細蓋暴出則脉已離根即出則陽已返舍由其外反發熱反不惡寒真陽尚在軀殼然必通其脉而脉即出始為休徵設脉出艱遲其陽已隨熱勢外散又主死矣

舒詔曰此證所幸外熱未昧倘熱并除其陽絶矣無能為也

徐大椿曰諸症或陽或陰乃閉塞不通之故用辛温通陽之品以治之其兼症不同詳加減法

柯琴曰此寒熱相半證下利清穀陰盛于裡也手足厥逆寒盛于外也身不惡寒面赤陽

鬱在表也咽痛利止陽回于内也腹痛乾嘔寒熱交爭也温裡通脉乃扶陽之法脉為司命脉出則從陽而生厥逆則從陰而死

此條傷寒論辨義第三百廿一條少陰篇

通脉四逆湯方

甘草炙二兩 附子大者一枚生用 乾姜三兩

右三味以水三升煮取一升二合去滓分温再服其脉即出者愈面色赤者加葱九莖腹中痛者去葱加芍藥二兩嘔者加生姜二兩咽痛者去芍藥加桔梗一兩利止脉不出者去桔梗加人参二兩病皆與方相應者乃服

之

金鑑曰論中扶陽抑陰之剂中寒陽微不能外達主以四逆中外俱寒陽氣虚甚主以附子陰盛于下格陽於上主以白通陰盛于内格陽於外主以通脉是則知四逆運行陽氣者也附子温補陽氣者也白通宣通上下之陽者也通脉通達内外之陽者也今脉微欲絶裡寒外熱是腎中陰盛格陽於外故主之也倍乾姜加甘草佐附子易名通脉四逆湯者以其能大壯元陽主持中外共招外熱返之于内蓋此時生氣已離亡在俄頃若以柔

緩之甘草為君何能疾呼外陽故易以乾姜
然必加甘草與乾姜等分者恐涣漫之餘姜
附之猛不能安養元氣所謂有制之師也若
面赤者加葱以通格上之陽腹痛者加芍藥
以和在裡之陰嘔逆者加生姜以止嘔咽痛
者加桔梗以利咽利止脉不出氣少者倶倍
人參以生元氣而復脉也
舒詔曰此症一綫微陽未散法當急投温補
以回其陽豈可更用葱白以耗散其陽乎仲
景必無此法
此方傷寒論輯義在三百二十一條

二百五二

少陰病吐利手足厥冷煩躁欲死者吳茱萸湯主之

金鑑曰名曰少陰病主厥陰藥者以少陰厥陰多合病證同情異而治別也少陰有吐利厥陰亦有吐利少陰有厥逆厥陰亦有厥逆少陰有煩躁厥陰亦有煩躁此合病而證同者也少陰之厥有微甚厥陰之厥有寒熱少陰之煩躁則多躁厥陰之煩躁則多煩蓋少陰之病多陰盛格陽故主以四逆之姜附逐陰以回陽也厥陰之病多陰盛鬱陽故主以吳茱萸之辛烈迅散以通陽也此情異而治

別者也今吐而不吐然手足厥冷故以少陰病名之也蓋厥冷不過肘膝多煩而躁欲死故屬厥陰病主治也所以不用四逆湯而用吳茱萸湯也

程知曰吐利陰邪在裡上干脾胃也厥冷陽不溫於四肢也煩而躁則陰盛之極至於陽氣暴露擾亂不寧也證至此幾瀕危矣非茱萸之辛溫無以降陰氣之上逆非人參薑棗之甘溫無以培中土而制腎邪也躁煩與煩躁亦有別躁者陰躁煩者陽煩躁煩者言自躁而煩是陰邪已外通也煩躁者言自煩而

躁是陽氣猶內爭也其輕重淺深之別學者宜詳審之

程應旄曰溫法原為陰寒而設故真寒類多假熱凡陰盛格陽陰證似陽等皆少陰蠱惑人耳目處須從假處勘出真來方不為之牽制如吐利而見厥冷是胃陽衰而腎陰併入也誰不知為寒者顧反見煩躁欲死之證以詐之是皆陽被陰拒而置身無地故有此象吳茱萸湯挾木力以益火勢則土得溫而水寒却矣

尤在涇曰此寒中少陰而復上攻陽明之證

吐利厥冷煩躁欲死者陰邪盛極而陽氣不勝也故以吳茱萸溫裡散寒爲主而既吐且利中氣必傷故以人參大棗益虛安中爲輔也然後條云少陰病吐利煩躁四逆者死此復以吳茱萸湯主之者彼爲陰極而陽欲絕此爲陰盛而陽來爭也病證則同而辨之於爭與絕之間蓋亦微矣或云先厥冷而後煩躁者陽欲復而來爭也先煩躁而四逆者陽不勝而欲絕也亦通郭白雲云四逆而煩躁者不問其餘證先宜服吳茱萸湯四逆而不煩躁者先宜服四逆湯四逆下利脉不出者

先宜服通脉四逆湯此三者治少陰之大法
也
許詒曰吐利厥冷純陰無陽加之以煩躁欲
死者恐其陽欲亡而陰將竭利未止陰尚在
也可用吳萸以下其逆人參姜棗溫補脾胃
重加附子以亟回其陽則了無餘義不然恐
延至陰盡不可為矣
徐大椿曰此胃氣虛寒之症
章楠曰少陰為寒水之藏而元陽實根於中
寒邪傷之陽衰陰盛水助木邪来犯中土吐
利交作四肢禀氣于胃脾胃陽亡故手足厥

二百五三

冷木邪橫逆則煩躁欲死故以吳萸速平肝
邪人參姜棗以固中土方為合法非四逆輩
所能救急也蓋吳茱萸下肝氣最速其辛熱
又能散寒也

此條傷寒論輯義第三百十三條少陰篇吳茱萸
湯方見陽明篇一百十四條

少陰病吐利躁煩四逆者死

金鑑曰此承上條互明其義以別可治不可
治也此條吐利煩躁厥逆皆與上條同一用
吳茱萸湯治之一曰死不治者何也蓋以少
陰煩躁多躁少煩躁者陰也厥陰煩躁多煩

少躁煩者陽也厥陰手足厥冷不過膝肘微陽未絶故可治也少陰四肢逆冷不能回溫獨陰不化故曰死也

程郊倩曰由吐利而躁煩陰陽離脫而擾亂可知加之四逆其陽絶矣不死何待使早知溫中甯有此乎

張璐曰此條與上條不殊何彼可治而此不可治耶必是已用溫中不愈轉加躁煩故主死也

喻昌曰上吐下利因至煩躁則陰陽擾亂而竭絶可虞更加四肢逆冷是中州之土先敗

上下交征，中氣立斷，故主死也。使早用溫中之法，甯不至此乎？

柯琴曰：吐利而兼煩躁，四肢俱冷，純陰無陽，不可復生矣。

章楠曰：上條吐利，手足厥冷，煩躁，而用吳茱萸湯，此云死者，必其病勢更甚，而脉亦將絕也。若服吳茱萸湯而不應，則死矣。蓋一身元氣全賴中土鎮守維持，吐利四逆，中土已敗，不死何待？故上條以吳茱萸湯平肝邪、固中土為急。若肝邪不平，雖服四逆等，吐利不能止，則中土潰而本元絶矣。

周揚俊曰此條眞吳茱萸湯一條不異彼以湯治此則主死者何也所異者厥冷與四逆耳厥冷專言手足此竟言四逆者知其厥冷已過肘膝也若藏眞之氣未至於傷盡或吐利而不至躁煩或吐利躁煩而不至四逆今寒邪自經入藏少陰藏中止有寒邪逼神外越豈復能神藏守固也故躁出腎煩出心由躁而煩因腎之神乱使君主之官亦难自持矣此則由志達形而內外交乱者也

唐宗海曰中土是後天心腎是先天後天實賴心腎水火一血一氣相交於膜網之間是

生膏油即人身之中土也膏油不薰吸水穀上逆下崩為吐利雖屬中土失職實則心腎不相交而水火離決也是中土必賴少陰之氣交非少陰反藉中土之氣交此理不可顛倒又陽煩陰躁義亦难明盖煩是陽氣無賴譬如燈內無油不能濟火則燼落烟生煩之象也躁是陽氣欲離譬如燈小油多火將淹滅則闪爍作聲而後火離其炷矣用洋燈試之自見其闪爍者燥之象也然則煩躁之理可恍悟矣

此條傷寒論輯義第三百條　少陰篇

少陰病飲食入口即吐心下温温欲吐復不能吐始得之手足寒脉弦遲者此胸中實不可下也當吐之若膈上有寒飲乾嘔者不可吐也急温之宜四逆湯

金鑑曰按温温當是嗢嗢嗢嗢者乃吐飲之狀也此承上條欲吐不吐詳別脉證以明其治也飲食入口即吐且心中嗢嗢欲吐復不能吐惡心不已非少陰寒虛吐也乃胸中寒實吐也故始得之脉弦遲弦者飲也遲者寒也而手足寒者乃胸中陽氣為寒飲所阻不能通于四肢也寒實在胸當因而越之故不

可下也若膈上有寒飲但乾嘔有聲而無物出此為少陰寒虛之飲非胸中寒實之飲也故不可吐惟急溫之宜四逆湯或理中湯加丁香吳茱萸亦可也

程知曰此言少陰飲吐為腎邪上逆當溫不當吐也欲吐不吐陰邪上逆之證也若始得病時邪未深入其手足但寒而不厥脉但弦遲而不沉細則為邪實胸中寒尚在表屬於陽分當吐不當下吐者有物嘔者無物兩者須辨若膈上有寒飲但見乾嘔而不能吐則是陰寒上逆當溫而不當吐也曰急溫者明

不溫則見厥逆無脉諸變證也
程應旄曰寒在胸中法不可下而屬實邪但從吐法一吐而陽氣得通吐法便是溫法若膈上有寒飲乾嘔者虛寒從下而上阻留其飲於膈中究非胸中之病也直從四逆湯急溫其下可矣
尤在涇曰腎者胃之關也關門受邪上逆於胃則飲食入口即吐或心中溫溫欲吐而復不能吐也夫下氣上逆而為吐者原有可下之例如本論之噦而腹滿視其前後知何部不利者而利之金匱之食已即吐者大黄甘

草湯之是也若始得之手足寒脉弦遲者胸中邪實而陽氣不布也則其病不在下而在上其治法不可下而可吐所謂因其高者而越之也若膈上有寒飲而致乾嘔者則復不可吐而可溫所謂痰飲者當以溫藥和之也故實可下而胸中實則不可下飲可吐而寒飲則不可吐仲景立法明辨詳審如此

喻昌曰飲食入口即吐猶曰胃中不能納穀也若不飲食之時復欲吐而不能吐明係陰邪上逆矣此等處必加細察若始得之便手足寒而脉弦遲即非傳經熱邪其為陰邪上

二百五
五

逆無疑當從事乎温經之法也

此條傷寒論輯義第三百廿八條 少陰篇

少陰病欲吐不吐心煩但欲寐五六日自利而渴者屬少陰也虚故引水自救若小便色白者少陰病形悉具小便白者以下焦虚有寒不能制水故令色白也

金鑑曰少陰病欲吐不吐心中煩但欲寐五六日自利而渴者此屬少陰傳邪寒熱俱有之證也若是少陰熱而燥乾引水之渴小便必色赤乃少陰燥不能生津下焦有熱也今為少陰虚而引水自救之渴故小便則色白

是少陰虛冷不能化液下焦有寒也於此可知少陰病形悉具而渴者有寒熱二端之別也

成無已曰欲吐不吐心煩者表邪傳裡也若腹滿痛則屬太陰此但欲寐則知屬少陰五日邪傳少陰之時若自利不渴寒在中焦屬太陰也此自利而渴為寒在下焦屬少陰也腎虛水燥故渴欲引水自救下焦虛寒故小便色白下利而渴小便色白非裡熱可知矣

方有執曰此反覆申明曉人勿認煩渴均為熱證以致誤之意

程郊倩曰煩證不盡屬少陰故指出但欲寐
来渴證不盡少陰故指出小便白来結以下
焦虛有寒教人上病治在下也蓋上虛而無
陰以濟總由下虛而無陽以溫也二虛字皆
由寒字得来又曰吐利而渴與豬苓湯證同
其別在但欲寐且豬苓證小便必不利而色
亦飲水與白頭翁證同彼曰以有熱故也小
便亦必不白

林瀾曰欲吐不吐心煩陽虛格越於上但欲
寐自利小便白裡之真寒已深要之此渴與
口燥舌乾之渴不同若兼腹滿便閉讝語諸

證自當作陽邪傳裡治之既裡虛自利小便白其為虛寒明甚特曰下焦者足見陰既盛於下陽必格於上豈可以煩渴而誤攻其熱哉

汪琥曰以全文觀之大似熱證惟小便色白知為真寒之證此但欲寐與熱邪不同其寐必不昏濁其呼吸必促而細曰屬少陰者以別其非陽邪之渴乃內無津液引水自救之渴試以冷水飲之必不多也細察其小便若色白者此屬少陰虛寒之證悉具也非熱邪可知矣

沈明宗曰此少陰虛寒似乎熱證之辨也世但知四肢厥冷爲虛寒證詎知小便色白乃爲的驗乎

吳人駒曰陽明之欲吐則不得寐在少陰則但欲寐引此以為盛虛之別

尤在涇曰此少陰自受寒邪之症不從陽經來也寒初到經欲受不可欲却不能故欲吐不吐而心煩但欲寐而實不能寐也至五六日自利而渴則其邪已入少陰之藏矣然少陰陰藏也寒陰邪也以陰受陰法當不渴而渴者此非有熱以藏虛故引水自救也更審

其小便若色白者則少陰寒病全體大露無疑何以言之熱傳少陰自利而渴者邪熱足以消水其小便色必赤寒中少陰自利而渴者雖能飲而不能制其小便色必白也仲景審證之精如此

喻昌曰欲吐不吐心煩腎氣上逆之徵也自利而渴加以口煩舌乾引水自救似乎傳經熱病之形悉具然腎熱則水道黃赤若小便色白又非腎熱之證乃是下焦虛寒不能制水仍當從事溫法不可誤以為熱而輕用寒下也

張路玉曰自此條而下凡十餘例皆是傳次少陰虛寒壞證仲景俱不立方者以其陰陽兩傷血氣並竭多死少生故也

舒詔曰陰邪上逆則欲吐真陽擾亂則心煩但欲寐者陰霾盛而陽不開也此時宜用附子湯加半夏若失此不圖延至五六日則下焦寒甚邪急奔而下利腎水欠温不上潮而口渴非從温經散寒引水終難自救也以小便色白而証少陰之寒更當以不喜冷飲而証虛寒之渴也△經絡考云舌下有二竅名曰廉泉運動開張津液湧出然必藉腎中真

陽為之薰騰乃足以上攻若寒邪侵到少陰則真陽受困津液不得上潮故口渴與三陽經之邪熱爍乾津液者大相反也

又曰再按少陰有寒利復有寒閉以腎氣為寒所困闔門則不開而二便俱閉更宜急溫酒客常有此症外見腹中急痛嘔吐痰水水藥不得入口予常以四逆湯加丁香白蔻砂仁半夏吳茱萸人參白朮等藥頻頻與服外熨炒糠其痛少緩俟嘔稍止用新関丸三五錢以開其閉自愈設不知此悞投大黃苦寒之品其閉愈甚則輕者重而重者死矣可不

慎歟或問酒性固熱燒酒尤甚每傷于酒者反宜辛熱何也曰酒中有熱有溼均足為患因其本氣而患之本氣虛寒者原不患熱惟患其溼日積陽神日衰一旦協水而動陰邪橫發悶痛嘔逆上下交劇法當急驅其陰以回其陽真陽素旺者不患其溼而患其熱熱遺後陰便血生痔熱移前陰莖生諸瘡法宜分解其熱而清其毒曾醫一人陰頭赤腫碎裂如絲其痛異常乃為素稟陽旺嗜飲燒酒乘醉入房求若所欲酒毒隨火下注于前陰也吾用葛花解酒毒大黃瀉熱梔子車前引

二百五六

導前陰、五帖而愈、

附新蘭丸方

硫黄五兩研細末貫入猪大腸綁扎煨煮熟去腸滚水淘數次晒乾、 安桂一兩、 白蔻 川椒 生附子 生白朮 呉茰 半夏 雞内金各五錢、共為細末、飯碾成丸

此條傷寒論輯義第二百八十六條少陰篇

病人脉陰陽俱緊、反汗出者亡陽也、此屬少陰、法當咽痛而復吐利、

金鑑曰、病人脉陰陽俱緊、發熱無汗者太陽傷寒證也、發熱汗出不止者太陽亡陽證也、今脉緊無熱、而反汗出、此屬少陰、然少陰證法當咽痛而復吐利也、下條脉微無汗不可

發汗者是以脉為主也此條有汗脉緊不可發汗者是以證為主也從脉從證不可不察也

程知曰陰陽俱緊傷寒之脉也法當無汗而反汗出太陽之陽外亡也若以少陰亡陽之證而認為太陽中風之證則誤矣少陰之寒上逼則咽痛而吐下逼則下利也

程郊倩曰少陰乃真陽之根宜秘固不宜宣泄也陰陽俱緊者傷寒脉也法當無汗反汗出者何也由腎陽素虛一遇寒侵其府藏氣不能內守而陽亡於外既已亡陽雖太陽病

亦屬少陰矣所以孤陽飛越則咽痛無陽則
陰獨而復吐利也寒侵經上故吐腎不秘藏
故利也
舒詔曰陰邪上逆則上吐下注則為利咽痛
者陰火上結也曾醫中寒喉痺陰火上蒸津
垢結而成塊堅白如骨横于喉間痺痛異常
其證惡寒嗜卧二便不利舌胎滑而冷不渴
懶言以上諸症總屬虛寒何以二便蓋為陰
寒上逆喉間清涎成流而出津液逆而不降
故二便不利吾用生附子驅陰散寒熟附子
助陽温經桔梗苦以發之甘草甘以緩之半

夏卒以開之阿膠以潤咽鬲服一帖喉間白骨即成腐敗而脱去其半痺痛稍緩略可糜粥小便漸長三四劑而大便行糞多且溏如是十二劑而全愈矣由今观之爾時識力尚欠阿膠桔梗可以不必用當用黄芪以助胸中之陽白朮以助脾中之陽接引真陽上達更為合法ㄙ又曰五行皆一惟火有二所謂二者陽火也陰火也諸陽火乃柴炭之火得水則滅也陰火乃石灰之火火燒無焰得水就焚其有半陰半陽之火乃煤炭之火仍用火燒必以水調其焰益烈人身之火亦分陰

陽陽火者實火也其證惡熱不惡寒舌胎干燥渴欲飲冷宜用凉藥陰火者虛火也其證惡寒踡卧舌潤不渴宜用辛熱温補之品半陰半陽之火即陰陽錯雜之邪法當寒熱互用△常見患牙痛者亦有寒痛火痛即陰火陽火之謂也凡火痛者宜用凉寒之藥寒痛者宜用姜附等熱藥甚至姜附不效用胡椒二錢研末煮取雞湯一碗服立止又有虫痛一證乃為陰溼生虫胡椒亦可治又有風火相煽而齒痛者外見頰車赤熱焮腫口中程穢方用露蜂房炕研末一明礬末一錢黄連

二百七五

末五分少加氷片麝香合研匀擦其牙痛即止苏并附及以憑採擇

此條傷寒論輯義第二百八十七條

少陰病脉微不可發汗亡陽故也陽已虚尺脉弱濇者復不可下之

金鑑曰少陰病脉微雖有發熱亦為少陰裡寒外熱非太陽發熱者可比故不可發汗發汗則亡陽然陽已虚津液已涸即見少陰口燥咽乾可下之証若尺脉弱濇者復不可下之又恐亡陰也

方有執曰微者陽氣不充故曰無陽無陽則

化不行故汗不可發也尺以候陰弱濇者陰血不足也故謂復不可下其當亟行溫補又可知矣

程郊倩曰少陰多自利證人固無肯輕下者但拈出尺脉弱濇字則少陰之有大承氣湯證其尺脉必強而滑已伏見於處矣

周揚俊曰少陰本無發汗之理今禁發汗者恐人用麻黃附子細辛之屬也况其脉既微則陽虛已著即不用表藥尚有真陽外越之虞况可汗之而傷其陽乎夫陽虛者陰必弱縱使邪轉陽明之府勢所必下者亦不可下

二百五八

之而傷其陰也然則不可汗用四逆加人参湯不可下者用蜜煎導不知有合治法否

此條傷寒論輯義第二百九十條（少陰篇）

厥而脉緊不可發汗發汗則聲亂咽嘶舌萎聲不得前（此條輯義不載）

金鑑曰可發汗之脉必陰陽俱緊今厥而脉緊乃少陰之緊非太陽之緊也若發其汗則傷少陰之氣聲亂咽嘶舌萎聲不得前之證作矣

成無已曰厥而脉緊則少陰傷寒也法當温裡而反發汗則損少陰之氣其脉不能入肺

二百五
九

中循喉嚨挾舌本故聲亂咽嘶舌萎聲微言語不得高也

魏荔彤曰此段就厥證論脈知陽虛禁汗因明諸逆發汗之貽誤也厥者凡厥有冷厥熱厥此厥寒熱相勝之厥但見緊脈無論何厥病皆在陰若發汗反攻其陽則氣散血竭夫舌根于腎聲出于肺聲亂咽嘶肺氣欲絶也舌萎即萎不為用也聲不得前本氣不振也皆由於發汗散亡其腎肺二藏真氣也

少陰病脈微細沉但欲臥汗出不煩自欲吐至五六日自利復煩躁不得臥寐者死

金鑑曰脉微細沉但欲卧少陰寒也當無汗今反汗出不煩乃少陰亡陽也且自欲吐陰寒之邪上逆正當急温失此不治因循至五六日加之自利復煩躁不得卧寐者此少陰腎中真陽擾亂外越欲絶之死證此時即温之亦無及矣

方有執曰脉微沉細但欲卧少陰本病也汗出不不作煩熱無陽也欲吐經中之邪不退也自利藏病進也更復煩躁不得卧寐者陽欲絶而擾亂不寧也

程應旄曰今時論治者不至於恶寒踡卧四

肢逆冷等證疊見則不敢溫不知證已到此
溫之何及況諸證有至死不一見者則盡於
本論中之要旨一一申詳之少陰病脉必沉
而微細論中首揭此蓋已示人以可溫之脉
矣少陰病但欲卧論中又已示人以可溫之
証矣汗出在陽經不可溫在少陰宜急溫論
中又切示人以亡陽之故矣況復有不煩自
欲吐陰邪上逆之證乎則真武四逆誠不啻
三年之艾矣乃不知預為綢繆延緩至五六
日前欲吐今且利矣前不煩今煩且躁矣前
欲卧今不得卧矣陽虛擾亂陰盛轉加焉有

不死者乎

舒詔曰此證于五六日前用附子真武等湯無不立効乃失此不圖延至五六日而下利有加不煩者復煩且躁矣但欲卧者轉至不得卧矣此真陰已竭陽不可回所以死矣

柯琴曰脉微而濇嘔而汗出陽已亡矣大便數少而不下利是下焦之陽尚存急灸百會穴以温其上則陽猶可復也脉沉微細是少陰本脉欲卧欲吐是少陰本証當心煩而反不煩心不煩而反汗出亡陽已兆于始得之日矣五六日自利而反煩躁不得卧是微陽

二百六十

將絕無生理矣○同是惡寒踡臥利止手足温者可治利不止手足逆冷者不治時自煩欲去衣被者可治不煩而躁四逆而脈不至者死同是吐利手足不逆冷反發熱者不死煩躁四逆者死同是嘔吐汗出大便數少者可治自利煩躁不得臥者死蓋陰陽互為其根陰中有陽則生無陽則死獨陰不生故也是以六經以少陰為樞也

此條傷寒論輯義第三百零四條少陰篇

少陰病。惡寒身踡而利。手足逆冷者不治

金鑑曰惡寒身踡而臥雖係少陰證而不至

於死若下利不止手足逆冷不回是有陰無陽即不吐利躁煩亦不可治也

喻昌曰陰盛無陽即用四逆等法回陽氣於無有之鄉其不能回者多矣故曰不治

舒詔曰此證尚未至汗出息高猶可為治急投四逆湯加人參或者不死

程郊倩曰陽受氣於四肢雖主於脾寔腎中生陽之氣所奉故手足之温與逆關于少陰者最重

柯琴曰傷寒以陽為主不特陰證見陰脉見陽脉者生又陰病見陽証者可治背為陽腹

二百六一

為陰陽盛則作痓陰盛則踡臥若利而手仍溫是陽回故可治若利不止而手足逆冷是純陰無陽所謂六府氣絶于外者手足寒五藏氣絶于内者下利不禁矣

陳脩園曰少陰陰寒為病得太陽之標陽可治得君火之本熱可治下焦之生氣上升可治中焦之土氣自和可治四者全無故為難治

此條傷寒論輯義第二百九十九條少陰篇

少陰病四逆惡寒而身踡脉不至不煩而躁者死

金鑑曰此總承上三條以明不治之死證也四逆謂四肢逆冷過肘膝而不回也表陽虛故惡寒也陰主屈故踡卧不伸也脉不至則生氣已絶若有煩無躁是尚有可回之陽今不煩而躁則是有陰無陽故曰死也

程郊倩曰諸陰邪具見而脉又不至陽先絶矣不煩而躁孤陰無附將自盡也經曰陰氣者静則神藏躁則消亡蓋躁則陰藏之神外亡也亡則死矣使早知復脉以通陽甯有此乎

章楠曰心火動為煩腎陽露為躁煩者喧鬧

二百二六

不靜躁者反側不安，四逆惡寒者虛寒之極也。心主血脉，脉不至而不煩，心火已絕，腎陽發露，故身反熱而躁則死矣。

陳修園曰：此言少陰有陰無陽者死也。

此條傷寒論輯義第三百零二條

少陰病下利止而頭眩，時時自冒者死。

金鑑曰：少陰病利止，若胃和能食，神清氣爽，是為欲愈也。今利止頭眩，時時昏冒不省，是氣脫神去，故下利雖止，仍主死也。

方有執曰：頭眩，俗謂昏暈也。諸陽在頭，下利止而頭眩者，陽無依附，浮越於外，神氣散亂

故時時自冒也死可知也

張錫駒曰此條死證全在頭眩自冒上看出若利止而頭不眩不冒此中已和矣安能死乎

張璐曰人身陰陽相為依附者也陰亡於下則諸陽之上聚於頭者紛然而動所以頭眩時時自冒陽脱於上而主死也可見陽回利止則生陰盡利止則死矣

汪琥曰下利止則病當愈今者反為死候非陽回而利止乃陽脱而利盡也

舒詔曰下利止而陽回者自必精神爽慧欲

二百六
三

食有味手足温和病真愈也所謂陽回利止則生若利雖止依然食不下煩躁不安四肢厥冷其陽未回下利何由自止勢必陰精竭絶真死證也故曰陰盡利止則死

章楠曰下利止者非氣固也是氣竭也陽既下竭如殘燈餘燄上騰則頭眩時時自冒者倏忽瞑眩之狀虛陽上脫也

此條傷寒論輯義第三百零一條 少陰篇

少陰病六七日息高者死

金鑑曰少陰病但欲寐息平氣和順也今息高氣促逆也凡病卧而息高氣促者多死

俞昌曰六七日字辯證最細蓋傳經少陰而息高與二三日太陽作喘之表證迥殊也

程知曰腎為生氣之源息高則真氣散走於胸中不能復歸於氣海故主死也

程郊倩曰夫肺主氣而腎為生氣之源蓋呼吸之門也關係人之死生者最鉅息高者生氣已絕於下而不復納故游息僅呼於上而無所吸也死雖成於六七日之後而機自兆於六七日之前既值少陰受病何不豫為固護預為隄防致令真陽渙散而無可復返乎凡條中首既諄諄禁汗繼即急急重溫無非

見及此耳

魏荔彤曰七日之久息高氣促者與時時自冒同一上脫也一眩冒而陽升不返一息高而氣根已剗同一理而分見其證者也故仲景俱以死期之

愚按息高俗謂喘促也脉訣云一呼一吸合為一息經云呼出心與肺吸入腎與肝今腎氣絕於下祗能呼出而不能吸入經又云今吸不能至腎而至肝而還入於肺故息高喘逆於上其死必矣惟痢證更甚也或時邪痧子及痧瘄失于

透發以致邪漸內陷亦息高喘逆此肺氣責欝亟宜羚羊犀角清觧之後痧瘖外達肺氣一清則不息高喘急矣與此條天淵之隔　王少峰識

此條傷寒論輯義第三百零三條（少陰篇）

少陰病下利脉微濇嘔而汗出必數更衣反少者當温其上灸之

金鑑曰脉微陽虛也濇血少也必數更衣者下利勤也反少者欲下而反少也即今之陽虛血少裡急後重下利病也嘔而汗出者陰盛於內上逆而作嘔也陽虛失護故汗出也

當溫其上宜灸之

程郊倩曰少陰下利陽微可知乃其脉微而且濇則不但陽微而陰且竭矣陽微故陰邪逆上而嘔陰竭故汗出而勤努責一法之中既欲助陽兼欲護陰則四逆附子輩俱难用矣惟灸頂上百會穴以溫之既可代姜附輩之助陽而行上更可避姜附輩之辛竄而燥下故下利可止究於陰血無傷可見病在少陰不可以难用溫者遂棄夫溫也

汪琥曰按此條論仲景不言當灸何穴脉經云灸厥陰俞常器之曰灸太衝皆誤郭雍曰

灸太谿雖係少陰經穴亦誤仲景曰宜溫其上方有執曰上謂頂百會穴是也圖經云一名三陽五會在前頂後一寸五分頂中央原治小兒脫肛久不差可灸七壯此條亦灸之者升舉其陽以調夫陰也

尤在涇曰少陰病下利脈微濇陰傷於下也嘔而汗出陽虛於上也陰陽並傷法必上下並溫矣若更衣雖數而所下無多尤為陰亡之驗是但當溫其上而不可溫其下即溫上之法亦不可以藥傷其陰而但宜灸以引其陽也灸法未詳

脬

舒詒曰此證陽虛氣墜陰弱津衰故數更衣而出乃反少也曾治一婦人腹中急痛惡寒厥逆嘔而下利脉見微濇予以四逆湯投之無效其夫告曰昨夜依然作泄無度然多空坐醡脹異常尤可奇者前陰醡出一物大如柚子想是尿脬老婦尚可生乎予即商之仲遠仲遠躊躇曰是證不可溫其下以逼迫其陰當用灸溫法溫其上以升其陽而痛自愈予然其言而依其法用生姜一片貼頭項百會穴上灸艾火三壮其脬即收仍服四逆湯加芪朮一劑而愈

二百六五

此條傷寒論輯義第三百廿九條少陰下篇

少陰病吐利手足不逆冷反發熱者不死脈不至者灸少陰七壯

金鑑曰少陰吐利法當逆冷今不逆冷反發熱者是陽未衰故曰不死若脈不至雖有外熱恐是假熱須防陽脫宜急灸少陰速通其陽則脈可復也

程知曰前條通脈四逆湯是裡寒外熱手足逆冷而脈不至者也此條用灸法是裡寒外熱手足不逆冷而脈不至者也少陰動脈在足內踝

喻昌曰前條背惡寒之證灸後用附子湯陰寒內凝非一灸所能勝也此條手足反熱祇是陰內陽外故但灸本經引之內入不必更用温藥也

汪琥曰經云腎之原出于太谿灸少陰七壯當灸太谿二穴在內踝後跟骨動脉陷中

柯琴曰上吐下利胃脘之陽將脫手足不逆冷諸陽之本猶在反發熱衛外之陽尚存灸少陰則脉可復而吐利可止也若吐利而兼煩躁四肢俱冷純陰無陽不可復生矣少陰動脉在太谿取川流不息之義也

章楠曰吐利而手足不冷反熱脾胃之陽尚强故不死營氣起於中焦而行脉中因吐利而營氣不能接續其脉不至灸少陰太谿湧泉等穴以復下焦之陽則寒邪解而吐利止其營氣續而脉亦至矣

尤在涇曰寒中少陰或下利或惡寒而踡臥或吐利交作而脉不至陰邪盛而陽氣衰之候也若利自止手足温或自煩欲去衣被或反發熱則陽氣已復而陰邪將退故皆得不死而可治脉不至者吐利交作元氣暴虛脉乍不至也總之傳經之病以陰氣之存亡為

生死真中之病以陽氣之消長為生死也

此條傷寒論輯義第二百九十六條少陰篇

少陰回陽證第二

少陰病惡寒而踡時時自煩欲去衣被者可治

金鑑曰少陰病惡寒而踡陰寒證也若時自煩欲去衣被者此陽回陰退之徵也故曰可治

喻昌曰自煩欲去衣被真陽擾乱不安無大汗出陽尚未亡故可治也

方有執曰欲去衣被而陽熱復也猶之手足温故亦曰可治也

、程郊倩曰、少陰病不必盡下利也、只惡寒而踡已知入藏深矣、煩而去衣被、陽勢尚肯力爭也、而得之時與欲、又非虛陽暴脫者比、前此失之於溫、今尚可溫、而救失也

、張路玉曰、然必微煩即止、神氣不亂、手足漸溫、脈來沉微不絕、方爲可治、若見躁悶逆亂擾攘不寧、手足厥冷、脈反躁急、或散大無倫皆死證也

、此條傷寒論輯義第二百九十三條、少陰篇

少陰病下利、若利自止。惡寒而踡臥。手足溫者可治

金鑑曰少陰病惡寒厥冷下利不止者陰寒盛也今下利能自止手足能自溫雖見惡寒踡臥乃陰退陽回之兆故曰可治

程應旄曰少陰病下利而利自止則陰寒亦得下祛而又不致於脫雖有惡寒踡臥不善之證但使手足溫者陽氣有挽回之機故可溫而救之也

沈明宗曰手足溫者乃真陽未離急用白通四逆之類溫經散寒則邪退而真陽復矣故曰可治

舒詔曰下利止而手足溫者即所謂陽回利

二百六八

止也若利雖止而依然燥煩不安厥逆不回
者陰盡也立死之候不可治
章楠曰手足温者脾胃陽和之氣已復故利
止而可治也若手足厥冷者是水穀氣竭而
利止為脱絶之證不可治矣
方有執曰下利陰寒甚也自止寒邪退也惡
寒而踡卧其藏本虛寒也手足屬脾温者脾
土和也土和則萬物生故曰可治也
此條輯義第二百九十二條少陰篇
少陰病脉緊至七八日自下利脉暴微手足反
温脉緊反去者為欲解也雖煩下利必自愈

金鑑曰少陰病脉沉微細寒邪脉也脉沉數細熱邪脉也若脉緊汗出是少陰寒虚證也今脉緊無汗乃少陰寒實證也因循至七八日之久而自下利若寒實解則脉必緊去而暴微其證必手足由冷而反温是知邪隨利去為欲解也故此時雖煩下利乃陰退陽回故知其必自愈也

方有執曰緊寒邪也自下利脉暴微者陰寒內瀉也故謂手足為反温言陽回也陽回則陰退故謂緊反去為欲解也夫寒邪在陰而脉緊得自利脉暴微手足温緊去為欲解者

猶之邪在陽脉數而熱得汗出脉和身涼數去為欲愈之意同陰陽勝復之機也

程應旄曰脉於利後頓變緊而為微手足於利後變不温而為温則微非諸微亡陽之微乃緊去人安之微蓋以從前之寒已從下利而去故陽氣得回而欲解也雖煩下利必自愈

喻昌曰此三條為邪解陽回可勿藥自愈

周揚俊曰始病脉緊陰寒實盛可以必其下利蓋真陽退舍勢必下走也利去之後脉忽变微手足反温因邪氣向衰之兆即真陽内

二百九六

復之徵陽既漸復寒邪自散矣利若未止不可決其必愈耶

此條傷寒論輯義第二百九十一條 少陰上篇

少陰中風脉陽微陰浮者為欲愈

金鑑曰少陰中風脉若見陽浮陰弱乃風邪傳入少陰則是其熱方盛未易言愈今陽脉反微陰脉反浮陽微則外邪散而表氣和陰浮則裡氣勝而邪外出故為欲愈也

程郊倩曰少陰中風與太陰不甚異在太陰為土得陽和在少陰為春風解陳故雖陽微如故而陰脉從下欲起已卜邪從外向矣

方有執曰陽微者風邪散而表氣和也陰浮者裡氣勝而邪外出也

章楠曰陽微者寸微也陰浮者尺浮也太陽中風其脉尺寸俱浮者以太陽在表也少陰在裡故其脉本微細今尺浮者邪從陰出陽之象故為欲愈也

此條傷寒論輯義第二百九十四條少陰篇

少陰負趺陽者為順也金鑑立在平脉法

金鑑曰此少陰負趺陽大旨蓋少陰腎屬水趺陽胃屬土雜病惡土尅水而傷寒少陰病惟恐土不能制水水一泛溢則嘔吐下利無

所不至若趺陽脉和胃土有權則水有制而少陰負則為順矣順者土不為水侮也

方有執曰萬物資生於土而百骸藉養於胃水土平成物阜人安非天下之至順乎古今謂趺陽有脉者不死有以哉

汪琥曰趺陽脉圖經原名衝陽脉在足跗中指端上行五寸去陷谷穴三寸足陽明脉之所過也為原故一名會原診法病重者切之以決死生傷寒以胃氣為本趺陽之脉不衰知胃氣尚在病雖危猶可治也

喻昌曰少陰水也趺陽土也諸病惡土而少

陰見證惟恐土不能制水其水反得泛溢而真陽失温飛越于外矣此消息病情之奧旨也又曰少陰水臟也水居北方原自坎止惟挾外邪而動則波翻浪湧横流逆射無所不至爲嘔爲咳爲下利爲四肢沉重仲景惟以真武一法坐鎮北方之水水不横溢則諸證自止而人之命根賴以攸固命根者何即父母構精時一點真陽先身而生藏于腎水之中者是也其有真陽素旺者外邪傳入轉而内挾真陽外顯心煩舌燥咽痛不眠等證主用黄連阿膠湯之類以分解其熱而潤澤其

桔俱用重劑潤下一日三服始勝其任設熱不能盡解傳入厥陰則熱深者其厥亦深咽痛者轉為喉痺嘔咳者轉吐癰膿下利者轉便膿血甚者發熱厥逆躁不得卧仍是陰竭而死也必識此意後知仲景温經散邪之法與清熱潤燥之法細微曲折九轉還丹不異也後人窺見一班者遇陰邪便亟温遇陽邪便亟下其鹵莽滅裂尚不可勝言而況于聾瞶之輩乎

舒詔曰外邪協水而動者為嘔為欬為魄汗為腹痛下利此少陰勝而趺陽負矣法當補

三百一七

火填土以禦其水諸證自愈故以少陰負為順外邪挾火而動者陰邪為患陰精被傷心煩不眠口燥咽干腹滿便秘此趺陽過勝法當急奪其土以救腎水斯少陰萬不可負矣

少陰自解證第三

少陰病欲解時從子至寅上

金鑑曰子丑寅陽生漸長之候也病在少陰而解于陽生之際所謂陽進則陰退陰得陽而邪自解也少陰所重在真陽從可見矣

柯琴曰天以一生水而開于子故少陰主于子

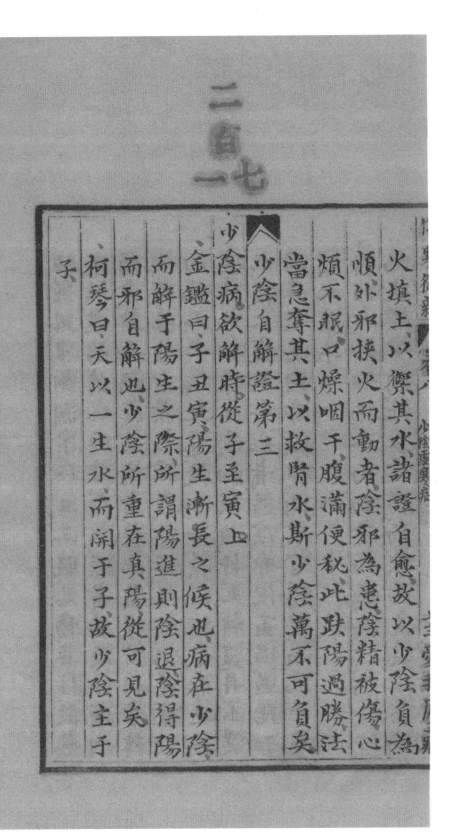

方有執曰子丑寅陽生之時也各經皆解於其所王之時而少陰獨如此而解者陽進則陰退陽長則陰消且天一生水於子子者少陰生旺之地故少陰之欲解必於此時歟

傷寒從新卷八終

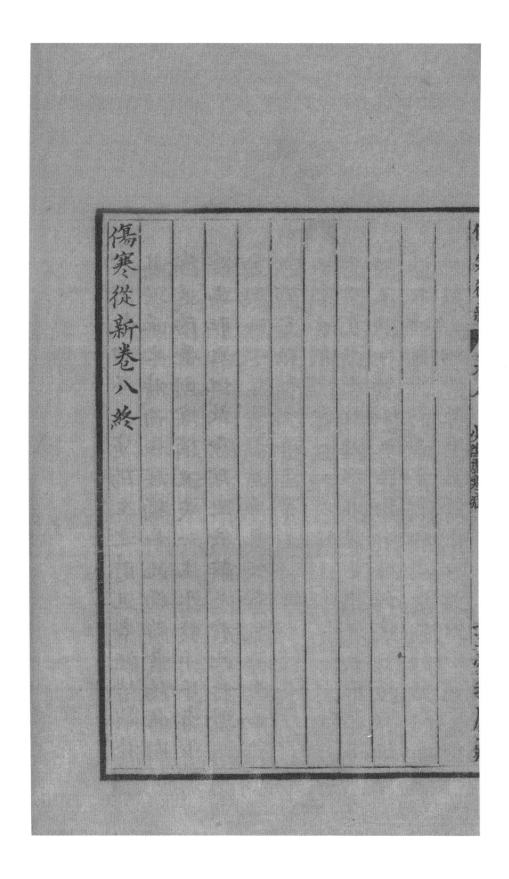

傷寒從新 十三

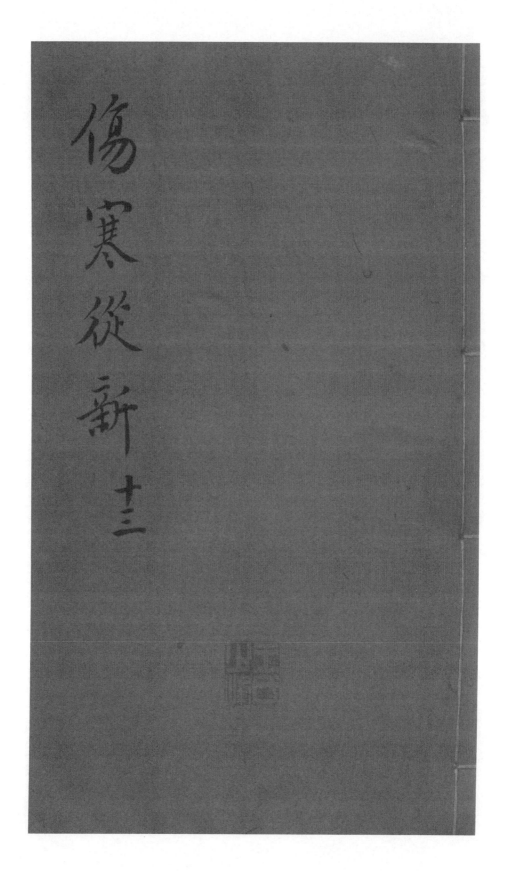

傷寒從新卷九

漢張機原文　寓苕溪王少峰輯學

受業　張子菴校字

少陰下篇 目錄

二百二

少陰傳經熱第一

少陰病脉細沉数病為在裡不可發汗

金鑑曰少陰病但欲寐若脉細沉微是邪從寒化也今脉細沉数乃邪從熱化也即有發熱亦是將轉屬陽明非若前所言少陰病始得之反發熱脉沉不数宜麻黄附子細辛湯發汗者可比也故曰病為在裡不可發汗

程知曰言熱邪在裏有發汗之禁也少陰之脉微細其常也乃沉而加之以数正為熱邪在裏之徵發汗則動經而增燥熱有奪血之變矣

鄭重光曰脉細沉而数裏有伏陽矣故曰病為在裏乃熱邪傳裡之證斷不可發汗發汗則動經氣而有亡血之变少陰發熱脉沉是病為在表以無裡證故可發汗若脉浮而遲表熱裡寒下利清穀是遲為無陽病為在裡又不得以浮為在表而發汗也要知陰中有陽沉亦可汗陽中有陰浮亦當温此條脉細沉数数則為熱沉為在裡此陽邪入裡故以發汗而示戒也

周揚俊曰病在少陰已入裡矣今云在裡何也此對入府而言邪在陰經首亦每轉歸陽

明府蓋沉細少陰本脉也而數則入胃矣入胃者可汗乎况陰經無汗法如此則麻黄附子不可用溫經亦不可用也當於四逆散求之

章楠曰邪在陽經陽氣被鬱脉亦有數者必浮而不沉又有發熱頭痛之表證故當用麻桂等發汗解表若無發熱頭痛而脉沉細其邪在陰經也脉遲為寒數則為熱如前所云少陰病得之二三日用麻附甘草湯微發汗者以二三日無裡症是少陰初受風寒之汗法脉必微細也此言病為在裡者以其脉沉

而無頭痛等表證初由陽經傳入於裡邪已化熱故脉數則不可發汗矣若少陰溫病而咽痛其脉反不數而微弱者以冬伏寒邪至春化熱而始發動其熱未盛故脉不數也

程郊倩曰何謂之裏少陰病脉沉是也毋論沉細沉數俱是藏陰受邪與表陽是無相干法當固密腎根為主其不可發汗從脉上斷前法不可恃為常法也

薛慎菴曰人知數為熱不知沉細中見數為寒甚真陰寒證脉常有一息七八至者盡概此一數字中但按之無力而散耳宜深察也

錫駒曰少陰前後二篇之證俱不可發汗前篇扶水而動乃少陰勝而趺陽負悞汗則亡陽此篇扶火而動乃少陰負而趺陽勝悞汗則亡陰不可不知也

尤在涇曰少陰與太陽為表裡而少陰亦自有表裡經病為在表藏病為在裡也脉沉而身發熱為病在表脉細沉數身不發熱為病在裡病在表者可發汗如麻黄附子細辛湯之例是也病在裡而汗之是竭其陰而動其血也故曰不可發汗

柯琴曰脉浮為在表然亦有裡証如脉浮而

大心下反鞕有熱屬藏者是矣沉為在裡然亦有表証如少陰病反發熱者是矣少陰脉沉者當温然數則為熱又不可温而數為在藏是為在裡更不可汗也

陳脩園曰此言少陰之裡病不可發汗也裡扶生汪苓友鄭重光注解俱以邪熱傳裡而言誤矣

唐宗海曰數脉不忌發汗見於沉細之中則為少陰在裡之病故不可發汗

此條傷寒論輯義第弍百八十九條少陰正篇

少陰病四逆其人或欬或悸或小便不利或腹

中痛或泄利下重者四逆散主之

金鑑曰凡少陰四逆雖屬陰盛不能外温然亦有陽為陰鬱不得宣達而令四肢逆冷者故有或欬或悸或小便不利或腹中痛泄利下重諸證也今但四逆而無諸寒熱証是既無可温之寒又無可下之熱惟宜疏暢其陽故用四逆散主之

李中梓曰按少陰有藥有陰陽之分如陰寒而四逆者非姜附不能療此證雖云四逆必不甚冷或指頭微温或脉不沉微乃陰中涵陽之證惟氣不宣通是以逆冷故以柴胡凉

表，芍藥清中，此本肝胆之剂，而少陰用之者，為水木同源也。以枳實利七衝之門，以甘草和三焦之氣，樞機宣通而四逆可痊矣。

程知曰：蓋傷寒以陽為主，四逆有陰進之象，下之則陽益虧，陷而不出，故經謂諸熱邪傳經至於手足逆冷，最难辨認。謂為寒深於裡，則無脉微欲絕之象；謂為熱深於裡，則無煩渴之證。蓋祇是熱邪入結於裡，而陽氣不得順行於四肢也。此證當用和解，不當用寒下，故經中用剂之輕少者，無如此方，則其輕緩解散之義可見矣。

程應旄曰初得之四逆固非熱證亦非深寒咳悸而或小便不利既似乎水蓄腹痛泄利又似乎寒凝其中更兼下重一證得毋氣滯在趺陽而經絡失宣通也

汪琥曰四逆散乃陽邪傳變而入陰經是傳經之邪非治陰寒也凡陽熱之極六脉細弱語言輕微神色懶靜手足清温有似陰證而大便結小便數齒燥舌胎其熱已伏於内必發熱也若用熱藥則内熱愈熾用涼藥則熱被寒束而不得散惟宜和表解肌疏通氣血而裡熱自除此仲景四逆散所由設也

柯琴曰四肢爲諸陽之本陽氣不達於四肢因而厥逆故四肢多屬於陰此則泄利下重是陽邪下陷入陰中陽内而陰反外以致陰陽脉氣不相順接也可知以手足厥冷爲熱厥四肢厥冷爲寒厥者亦鑿矣條中無主証而皆是或然證四逆下必有闕文今以泄利下重四字移至四逆下則本方乃有綱目或欬或利或小便不利同小青龍証厥而心悸同茯苓甘草證或欬或利或腹中痛或小便不利又同真武證種種是水氣爲患不發汗利水者泄利下重故也泄利下重又不用白

頭翁湯者四逆故也此乃陰樞無主故多或然之證因取四物以散四逆之熱邪隨證加味以治或然症此少陰氣分之下剤也所謂厥應下之者此方矣

喻昌曰傳經熱邪至於手足四逆最當辨悉若見欬利種種之證其為熱證無疑矣然雖四逆而逆不至於厥其熱未深故主此方為和解亦如少陽經之用小柴胡湯為一定之法矣讀者詳之

周揚俊曰少陰至於四逆熱深而厥亦深矣熱邪內入欲其散非苦寒如柴胡不足以升散

也欲其洩非若降如枳實不足以下泄也且陽邪入則必至於刼陰故陰欲其收非酸寒如白芍藥不足以收之也合甘草以和中仍是二味袪邪二味輔正無偏多偏少於其間者邪正各為治也若兼見以上證則有以下臨證加法又未有不得當者

尤在涇曰四逆四肢逆冷也此非熱厥亦太陽初受寒邪未欝為熱而便入少陰之證少陰為三陰之樞猶少陽為三陽之樞也其進而入則在陰退而出則就陽邪氣居之有可進可退時上時下之勢故其為病有或咳或

悸或小便不利或腹中痛或泄利下重之證夫邪在外者可引而散之在內者可下而去之其在外內之間者則和解而分消之分消者半從外從內之謂也故用柴胡之辛揚之使從外出枳實之苦抑之使其內消而其所以能內能外者則樞機之用為多故必以芍藥之酸益其陰甘草之甘養其陽曰四逆者因其所治之病而命之名耳而其制方大意亦與小柴胡相似四逆之柴胡枳實猶小柴胡之柴胡黃芩也四逆之芍藥甘草猶小柴胡之人參甘草也且枳實兼擅滌飲之長甘

芍亦偏營衛而和之任特以為病有陰陽之異故用藥亦分氣血之殊而其輔正逐邪和解表裡則兩方如一方也舊謂此為治熱深發厥之藥非是果熱深發厥則屬厥應下之之例矣豈此方所能治哉

章楠曰此即明熱厥之證治也以其邪熱閉鬱經府之氣不調故有或然等症其脉必沉細而數也惟當以四逆散開鬱伸陽為主治與彼之治寒厥而用姜附四逆湯者大不同也因邪由表入裡陰陽相格清濁相干而致厥逆故從肝胆脾胃升清降濁旋轉陰陽其

邪可解或有咳悸等證又隨證加藥治之用散者取其勢緩而力長使裡邪漸從外達也

魏荔彤曰此申解少陰熱邪散見四末熱極似寒手足逆冷之症不可悞認為寒逆而妄治也少陰病熱邪能彌漫於上下亦能流行於四肢可以為熱厥似寒以悞人此少陰病熱極似寒寒極似熱大有真假當詳為考辨不可就病言病失毫厘而謬千里也如四逆本寒邪也或咳或悸即熱邪上衝咽痛心煩之變出者也小便不利腹中痛泄利下重即熱邪下行熱在膀胱下血下膿之變出者也

然則此逆非寒逆直可名之曰熱逆也夫熱
但厥不逆茲何以曰熱逆不知寒固逆而厥
熱逆亦厥有陰陽不順接之厥在內有真熱
似寒之厥亦在內不容不嚴辨也于此等症
必合脉與症以為辨他條沉數二字原足以
定傳經之熱邪合觀諸條脉沉復微而緊細
又足以定真中之寒邪再接他條之症口中
和三字亦足以知內為真寒咽中痛三字亦
足以知內為真熱明乎此則少陰前篇之大
熱似寒少陰後篇之大寒似熱俱可洞如觀
火矣此皆最要之處生死関頭溫凉失度頃

刻人亡，豈細故乎。△凡厥逆中，自有寒、濕雜合，所謂陰陽不順接也。至于諸痛，亦必雜合交結方痛，故藥亦雜合，然後尚寒、尚熱之品可開結止痛也。泄利至於下重，即滯下之意。金匱要略主用小柴胡，亦雜合寒、熱之治，故四逆散一方，近小柴胡。

張璐曰：四肢為諸陽之本，陽邪傳至少陰，陷入於裡，而不能交通陽分，乃至四逆下利，其中土之陽氣亦傷，所以亟用柴胡升陷，內之陽邪；枳實破內滯之結熱；甘草助脾胃之陽，運芍藥收失位之陰，津充為解和少陰陰陽

否隔之定法慎不可以其陽熱内結而用下法也蓋傷寒以陽為主四逆有陰進之象若復用苦寒攻之則陽益虧所以有諸四逆者不可下之之戒

徐大椿曰此乃少陰傳經之熱邪並無脉微惡寒等陰症即下利一端並非清穀而反下重故不得用温熱又云疎邪通氣同名四逆與前諸法迥殊諸兼症皆在加減中

四逆散方

甘草炙 枳實破水漬 柴胡 芍药

右四味各十分擣篩白飲和服方寸匕日三

服欬者加五味子乾姜各五分并主下利悸者加桂枝五分小便不利者加茯苓腹中痛者加附子一枚炮令拆泄利下重者先以水五升煮薤白三升去滓以散三方寸匕内湯中煮取一升半分温再服

金鑑曰方名四逆散與四逆湯均治手足逆冷但四逆湯治陰邪寒厥此則治陽邪熱厥熱厥者三陽傳厥陰合病也太陽厥陰麻黄升麻湯甘草乾姜湯證也陽明厥陰白虎湯大承氣湯證也此則少陽厥陰故君柴胡以疏肝之陽臣芍药以瀉肝之陰佐甘草以緩

肝之氣使枳實以破肝之逆三物得柴胡能外走少陽之陽内走厥陰之陰則肝胆疎泄之性遂而厥可通也或咳或下利者邪飲上下為病加五味子乾姜温中以散飲也或悸者飲停侮心加桂枝通陽以益心也或小便不利者飲蓄膀胱加茯苓利水以導飲也或腹中痛者寒凝於裡加附子温中以定痛也或瀉利下重者寒熱欝結加薤白開結以疏寒熱也

方有執曰人之四肢温和為順故以不温和為逆但不温和為逆但不温和而未至於厥

冷則熱猶未深入也故用柴胡以解之枳實以瀉之芍藥以收之甘草以和之也

呂震名曰按此乃少陰病解和之法與少陽之用小柴胡湯同義蓋少陽陽中之樞少陰為陰中之樞蓋四逆而無脉微惡寒等証即下利一端並非清穀此非陰盛陽微乃由陽氣不主四布所致但當旋轉其陰陽之樞機也

此方傷寒論輯義在三百二十二條少陰篇

少陰病欬而下利譫語者被火氣劫故也小便必難以強責少陰汗也

金鑑曰少陰屬腎主水者也少陰受邪不能主水上攻則欬下攻則利邪從寒化真武湯證也邪從熱化猪苓湯證也今被火氣刼汗則從熱化而轉屬於胃故發譫語津液内竭故小便難是皆由强發少陰之汗故也欲救其陰白虎猪苓二湯擇而用之可耳

方有執曰强責謂過求也小便與汗皆血液也少陰少血刼汗奪血則小便爲之涸竭故難也

程應旄曰如不知腎爲真陽之根而强責其汗其變有不可勝指者如少陰病欬而下利

真武中有此證，水冷則金寒也，何至譫語。知火刼而下空，上燥亂及神明也。寒祇不能制水，火則偏刼其津，腎成一枯魚之寒肆。小便自难，讝語由火，小便难由火之强責少陰汗。少陰汗可强發乎。

尤在涇曰：少陰之邪上逆而欬，下注而利矣，而又復譫語，此非少陰本病，乃被火氣刼奪津液所致。火刼即温鍼灼艾之屬。少陰不當發汗而强以火刼之，不特竭其腎陰，亦併耗其胃液，胃乾則讝語，腎燥則小便難也。

此條傷寒論輯義第二百八十八條。柯氏

二百七五

傷寒論注同条 少陰上篇

少陰病但厥無汗而强發之必動其血未知從何道出或從口鼻或從目出是名下厥上竭為难治

金鑑曰此條申明强發少陰熱邪之汗則有動血之変也少陰病脉細數加之以厥亦為熱厥陰本無汗即使無汗亦不宜發汗若發其汗是為强發少陰熱邪之汗也不當發而强發之蓋助少陰之熱炎炎沸騰必動其本經之血或從口鼻或從目出是名下厥上竭下厥者少陰熱厥於下也上竭者少陰血竭

於上也故為難治

張璐曰強責少陰汗而動其血勢必逆行而上出陽竅以發汗皆陽藥故也

程應旄曰五液皆主於腎強發少陰之汗周身之氣皆逆血隨奔氣之促逼而見故不知從何道而出也

沈明宗曰少陰病但厥無汗其病在裡以四逆散和陰散邪其病自退而厥自愈矣豈可強發其汗耶

魏荔彤曰厥而有汗乃內寒迫陽外亡之象故為寒化陰邪無汗而厥則熱邪伏裡而不

外越邪熱内耗也斯可議為熱化陽邪無疑矣

周揚俊曰三陰經必以少陰為主故太陰厥陰雖經界劃然而其理不可不合參也所重者真陽耳少陰藏中本有真陽最患四逆一四逆知陰寒内凝矣且格陽外亡矣有陽去陰不隨之者哉故手足温而後吐利可治也惡寒踡利無妨也反發熱不死也四肢屬脾真陽内復則所生之土氣尚在是先天不失而可驗之於後天也至若厥陰藏中内無真陽故不患其厥逆但患不能發熱故於發熱

之證則以熱多者為愈證於不發熱之證則以四逆湯為主而吳萸反暫一用之者仍以少陰之真陽內復而厥陰之陰寒退舍也其他傳經熱證不在此例

尤在涇曰少陰中寒但厥無汗邪方內淫而氣不外達非可得汗愈者而強發之則汗必不出而血反自動而血隨其所攻之道而外出也蓋發汗之藥其氣上行而性多慓悍不得於氣則去而之血必盡其性而後止耳然既藏處邪入以致下厥而復迫血妄動以致上竭上下交征而血氣之存者無幾矣何以

二百七
六

禦邪而却疾耶故曰難治
柯琴曰陽氣不達于四肢故厥厥為無陽不能作汗而强發之血之與汗異名同類不奪其汗必動其血矣上條火劫發汗上傷心肺下竭膀胱猶在氣分其害尚輕峻劑發汗傷經動血若陰絡傷而下行猶或可救若陽絡傷而上溢不可復生矣妄汗之害如此

此條傷寒論輯義第二百九十八條少陰上篇

少陰病咽中痛半夏散及湯主之
金鑑曰少陰病咽痛謂或左或右一處痛也咽中痛者謂咽中皆痛也較之咽痛而有甚

為則涎纏於咽中故主以半夏散散風邪以逐涎也

方有執曰此以風邪熱甚痰上壅而痺痛者言也故主之以桂枝祛風也佐之以半夏消痰也和之以甘草除熱也三物者是又為咽痛之一治法也

尤在涇曰少陰咽痛甘不能緩者必以辛散之寒不能除者必以溫發之蓋少陰客邪鬱聚咽嗌之間既不得出復不得入設以寒治則聚益甚投以辛溫則鬱反通內經微者逆之甚者從之之意也半夏散及湯甘辛合用而

辛勝於甘其氣又温不特能解客寒之氣亦能劫散咽喉怫鬱之熱也

柯琴曰此必有惡寒欲嘔證故加桂枝以散寒半夏以除嘔若夾相火則辛温非所宜矣

程應旄曰足少陰之有咽痛皆下寒上熱津液摶結使然無厥陰撞氣故不成痺但視氣勢之微甚或潤或解或温總不用着凉劑

章虛谷曰少陰之脉其直者上循咽喉外邪入裡陽不能伸鬱而化火上灼咽喉仍用辛温開達使邪外解則内火散也若見咽痛而投寒凉則反閉其邪必致更重如温病咽痛

脉證不同治法亦異咽痛能嚥者用散其閉易開不能嚥者只可用湯湯藥下行而開上之功緩矣

周揚俊曰按陰精大虧未有不陰火上乘者况益以外來熱邪循次入經銷爍腎水耶少陰之脉循喉嚨是其徵也夫陰火上逆勢必挾痰攻咽邪雖內薄病已上結故以半夏為君不復以性燥介意兼與桂枝散邪甘草緩急使在下之火不復上升上聚之飲頃刻消散豈不一了百當耶

徐大椿曰足少陰之脉循喉嚨挾舌本故咽

痛也本草半夏治喉咽腫痛桂枝治喉痺此
乃咽喉之主藥後人以二味為禁藥何也
此條傷寒論輯義第三百十七條少陰篇

半夏散及湯方

半夏洗　桂枝去皮　甘草炙

右三味等分各別擣篩已合治之白飲和服
方寸匕日三服若不能散服者以水一升煎
七沸內散兩方寸匕更煮三沸下火令小冷
少少嚥之半夏有毒不當散服

呂震名曰此病在上者但治其上不欲其犯
及中下也

錢璜曰咽中痛則陽邪較重故以半夏之辛滑以利咽喉而開其粘飲仍用桂枝以解衛分之風邪又以甘草和之

沈金鰲曰此症含非甘緩辛開輕清之品可治必用半夏之苦開而兼洩桂枝之辛升散其熱甘草之緩緩其炎焰其義如此喻氏謂半夏滌飲桂枝散邪猶非的義蓋本方用桂枝半夏並非發汗解肌之謂也

少陰病咽中生瘡不能語言聲不出者苦酒湯主之

金鑑曰少陰病咽痛不愈若劇者咽中為痛

所傷漸乃生瘡不能言語聲音不出所必然也以苦酒湯主之用半夏除涎蛋清斂瘡苦酒消腫則咽清而聲出也

程知曰咽痛忌汗忌寒下故甘草桔梗苦酒三方皆用和解之法惟半夏散及湯在前條為辛散溫解之法也

張路玉曰咽中生瘡音聲不出為陰邪上結復與汗下不宜故用半夏以開結雞子以潤咽更藉苦酒消腫斂瘡以勝陰熱也勝陰熱者正所以存陰也設散則熱解即內經流溢潤燥之意與厥陰喉痺麻黃升麻湯證例同

方有執曰不能言語者少陰之脉復入肺絡心心通竅于舌心熱則舌不掉也不能出聲肺主聲而屬金金清則鳴熱者昏而塞也

尤在涇曰少陰熱氣隨經上冲咽傷生瘡不能語言音聲不出柬垣所謂少陰邪入于裡上接于心與火俱化而尅金也

徐大椿曰疑即陰火喉癬之類咽中生瘡此必遷延病久咽中為火所蒸腐此非湯剤之所能療用此藥斂火降氣内治而兼外治法也

吳鞠通曰溫病入少陰咽中傷生瘡不能語

聲不出者苦酒湯主之

王晉山曰苦酒湯治少陰水虧不能上濟君火而咽生瘡聲不出者瘡者疳也　徵按醋能開胃散水斂熱解毒局方消暑丸亦此意也

一唐宗海曰此生瘡即今之喉癰喉蛾腫塞不得出聲今有用刀針破之者有用巴豆燒焦烙之者皆是攻破之使不壅塞也仲景用生半夏正是破之也予親見治重舌敷生半夏立即消破即知咽喉腫閉亦能消而破之矣且半夏為降痰要藥凡喉腫則痰塞此仲景

用半夏之炒正是破之又能去痰況兼雞清之潤苦酒之泄真妙法也今人喉科大半是此湯餘意陳注不能指實而張隱菴力求精深於方與証之真面究未知也

又曰上條用半夏散言外感風寒客於會厭干少陰經而咽痛此症予見多矣喉間兼紅色並有痰涎聲音嘶破咽中頗痛四川此病多有皆知用人參敗毒散即愈蓋即仲景半夏散及湯之意也

此條傷寒論輯義第三百十六條少陰篇

苦酒湯方　苦酒即醋

半夏（一分，破成十四片。不然用雞蛋殼一枚之小，安能容半夏十四片之多？作一枚破作十四片為是）

雞子（一枚，去黃，內上好苦酒著雞子殼中）

右二味，內半夏著苦酒中，以雞子殼置剪刀環中，安火上，令三沸，去滓，少少含嚥之。不差，更作三劑。

瀋按：以雞子殼置刀環中，考聖濟總錄云置剪刀環中，諸傷寒註家都不知此義，何也？可見註書之難，大都順文而釋也。

柯琴曰：取苦酒以斂瘡，雞子以發聲，而兼半夏者，必因嘔而咽傷，胸中之痰飲尚在，故用之，且以散雞子苦酒之酸寒，但令滋潤其咽不令泥瘀于胸膈此置刀環中放火上只三沸即去滓此略見火氣不欲盡出其味意可知矣　雞子黄走血分故心煩不卧者宜之其白走氣分故聲不出者宜之

舒詔曰咽痛有虚寒實火何以辨之凡虚寒者不赤不熱略可硬飲而飲水嚥津則痛甚實火痛者赤熱而腫飲水吞津而不甚痛而飲則粒糝不能下

少陰病二三日至四五日腹痛小便不利下利不止便膿血者桃花湯主之

金鑑曰少陰病二三日無陰邪之證至四五

日始腹痛小便不利乃少陰陽邪攻裡也若腹痛口燥咽乾而從燥化則為可下之証矣今腹痛小便不利是熱瘀於裡水無出路勢必下迫大腸而作利也倘利久熱傷其榮榮為火化血腐為膿則為可清之證也今下利晝夜不止而便膿血則其熱已隨利減而下焦滑脫可知矣故以桃花湯主之蓋中以固脫也

成無己曰要略云陽證內熱則溢出鮮血陰證內寒則下紫黑如豚肝也

喻昌曰治下必先固中中氣不下墜則滑脫

無源而自止註家見用乾姜謂是寒邪傷胃不知熱邪挾少陰之氣填塞胃中故少佐乾姜之辛以散之也

程知曰此下利膿血之治法也腹痛小便不利少陰熱邪也而下利不止便膿血則証為傷血且有中氣下脫之虞矣故用桃花湯固腸止利也

魏荔彤曰此證乃熱在下焦而熏蒸中焦使氣化因熱鬱而不行大便因熱盛而自利也久而下利不止將腸胃穢濁之物如膿糞血盡隨大便而下一日不消利一日不止也

沈明宗曰此邪挾內濕凝滯血分則便膿血也

周揚俊曰少陰傳經熱邪也陰經循行於裡故腹痛下利仲景反用大溫如赤石脂乾薑治之何也豈但療腹痛下利止血有同功耶蓋下利至於不止熱勢已大衰而虛寒滋起矣故非固脫如赤石脂不能愈也且石性最沉味澁易滯不以辛散之味佐之不能取效加粳米者脾與胃先得其養不特中和已也

章楠曰熱邪傷少陰下焦氣化不宣二便失度腸胃血液下流此少陰熱而太陰寒故腹

痛也脾腑不能統血致血液挾邪熱而下利不止不從少陰主治以赤石脂質重下達而濇者堵塞大腸干姜粳米溫養脾胃使脾胃輸化則三焦氣順二便自調偏寒偏熱之病調之以復陽和如春氣融而桃花豔故以之名湯

程應旄曰二三日至四五日未可覘其為傳經之熱邪也腹痛而小便不利水土混濁可知雖是土虛不能制水終是火衰不能壯土仍主桃花湯則水得火而能輸土得火而能燥茍不如此而漫云滲泄胃防一徹前後泄

利而陽神陷矣　下利便膿血與不下利祗便膿血有溼燥之分

呂震名曰少陰便膿血是感君火熱化奔迫太過閉藏失職關閘盡撤不急治則亡陰故取石脂干姜之辛溫以散邪固脫加粳米以益中氣先使中氣不下墜而復以一半石脂末調服俾粘着大腸擱截穀道方以桃花名者非特色相似亦取暘谷春回之意也

徐大椿曰寒熱不調則大腸為腐故成膿血與下利清穀絕不同本草云赤石脂療下利赤白兼末服取其留滯收濇

汪昂曰：便膿血者固多屬熱，豈無下焦虛寒、腸胃不固而便膿血者乎？若以此為熱邪，仲景當用寒劑以徹其熱，而反用石脂、干姜辛熱固濇之藥，使熱秘于內而不得泄，豈非関門養盜乎？此症因寒以見寒，故用甘辛温濇之劑以鎮固之耳。

舒詔曰：桃花湯証，嘉言以為少陰熱邪，汪昂又謂曰下焦虛寒，二說紛紛不一。究竟桃花證皆不合也。若為熱邪充斥，下迫而便膿血者，宜用阿膠、黃芩、黃連等品；其下焦虛寒而為滑脫者，又當以人參、白朮之藥，而桃花湯

無所用之

吳鞠通曰温病脉法當數今反不數而濡小者熱撤裡虛也裡虛下利稀水或便膿血者桃花湯主之 自註曰温病之脉本數因用清熱藥撤其熱熱撤裡虛脉見濡小下焦空虛則寒即不下利亦當温補况又下利稀水膿血乎故用傷寒論中少陰便膿血桃花湯関閘不藏堵截陽明法虛甚者加人参

汪瑟菴曰温病條辨一甲煎為下後滑泄者設此桃花湯為陽虛而関閘撤者設當審證用之此外有雖下利而邪未淨如熱結旁流

之類仍當下之及熱利下重當用苦寒堅陰如白頭翁湯芩芍湯之類者各有本條不在此例不可誤用其濕溫痿痢等證有當兼用升提者又一例　又曰邪熱不殺穀亦有完穀一證不可不慎當於脉之虛實並兼現之證辨之

此條傷寒論輯義第三百十一條少陰篇

桃花湯方

赤石脂一斤末　乾姜一兩

粳米一升

右三味以水七升煮米令熟去滓温服七合

內赤石脂末方寸匕日三服若一服愈餘勿
服
金鑑曰少陰寒邪多利清穀少陰熱邪多便膿血日久不止關門不固下焦滑脫矣此方君以體膏性濇之石脂養腸以固脫佐以味甘多液之糯米益氣以滋中則下利日久中虛液枯未有不愈者也其妙尤在用乾姜少許其意不在溫而在散火鬱借此以開膿血無由而化也若一服愈餘勿服以其粘濇之性甚也
柯琴曰赤石脂性濇以固脫色赤以和血味

甘而酸甘以補元氣酸以收逆氣辛以散邪氣故以為君半為塊而半為散使濁中清者歸心而入營濁中濁者入腸而止利火曰炎上又火空則發得石脂以濇腸可以遂其炎上之性矣炎上作苦佐乾姜之苦温以從火化火鬱則發之也火亢則不生土臣以粳米之甘使土有所生遂成有用之火土中火用得宣則水中火体得位下陷者上達妄行歸原火自升而水自降矣　少陰病腹痛下利是坎中陽虚故真武有附子桃花湯用干姜不可以小便不利作熱治真武是引火歸原法

二百七十九

桃花是升陽散火法　抑陽有餘能出形軀之表而發熱麻黃附子湯是矣抑陽不衰尚能發熱于軀內之上焦如口燥舌乾咽痛心煩胸滿心痛等證是矣抑陽不足不能發熱于腰以上之陽僅發熱于腰以下之陰如小便不利下利便膿血者是矣此為伏陽屈伏之火與升陽之火不同

此方傷寒論輯義第三百十條　中傷寒淺註

唐氏釋是方最詳切宜恭考也

少陰病下利便膿血者桃花湯主之

金鑑曰少陰病諸下利用溫者以其證屬虛

寒也此少陰下利便膿血者是熱傷榮也而不經用苦寒者蓋以日久熱隨血去腎受其邪關門不固也故以桃花湯主之

朱肱曰大便如膿血或如爛肉汁宜桃花湯地榆散黃連阿膠湯

程應旄曰諸下利之用溫者以其證盡屬寒也不知病在少陰即證之挾熱者亦不能棄溫而竟用涼也便膿血而傳自下利是由胃中濕邪下乘而入於腎也乃腎陽不足不能載土所以有此石脂塞其下源則水可截干姜粳米溫補中焦則土可升苟不知此而漫

二百八十

云清滌暗氣之寒土從水崩而陽氣脫矣
張路玉曰先下利而後便膿血則用桃花湯
若不下利而但便膿血則可刺經穴以散其
熱今不用刺法當從事白頭翁湯設更兼咽
干心煩不得臥又須黃連阿膠湯為合法耳
章楠曰少陰病而用桃花湯從陽明太陰而
治者以膿血由太陰陽明而來也
此條傷寒論輯義第三百十條 少陰下篇
少陰病便膿血者可刺。
金鑑曰少陰病下利便膿血用桃花湯不止
者熱瘀於陰分也則可刺本經之穴以洩其

熱則膿血自止矣

少陰病自利清水色純青心下必痛口乾燥者急下之宜大承氣湯

金鑑曰少陰病自利清水謂下利無糟粕也色純青謂所下者皆污水也下無糟粕純是污水此屬少陰實熱所以心下必痛口燥咽干其為少陰急下之證無疑矣故當急下宜大承氣湯

程知曰陽邪熱結口必乾燥設系陰邪口中和而不燥也故宜急下之以救陰也

沈明宗曰邪傳陽明必俟大便堅硬而攻下

者迺未傷腸胃津液之謂此利清水因少陰邪熱熾盛乖逼胃中津液頃刻勢已瀕危不得不以通因通用急奪而救胃腑將絕之陰也

喻昌曰熱邪傳入少陰逼迫津水注為自利質清而無渣滓相雜色青而無黃赤相間可見陽邪暴虐之極反與陰邪無異但陽邪傳自上焦其人心下必痛口必乾燥設係陰邪必心下滿而不痛口中和而不燥必無此枯槁之象故宜急下以救其陰也

舒詔曰門人蕭克協曰此証熱結旁流也單見口乾燥一証不足為據必兼張目不眠惡

熱飲冷方可議下且熱結旁流之証上實熱而下虛寒法宜承氣以除熱結當加朮附以理虛寒单用承氣于法上欠

徐大椿曰純青則非寒邪乃肝邪入胃也难經云從前來者為實邪也心下必痛口乾燥者尤見非寒邪然重在口乾知為熱邪無疑

章楠曰傷寒五日少陰受之貫腎絡于肺系舌本故口燥舌干而渴是陽經之邪傳入少陰而化熱熱甚水枯也今少陰邪熱上蒸致胃中糟粕干結不得下於大腸口干飲水水即旁流而下利青水而脘中結阻心下必痛

故當急下以通糟粕遲則液涸雖下不通矣
尤在涇曰此亦少陰熱併陽明而氣復下注之證然雖下注而邪實不去但水液從旁下轉為自利清水而已故心下痛而口干燥也色純青者土受水邪玄黃合色而色轉純青也以大承氣湯急下則胃實去而腎病亦已矣
周揚俊曰挾熱邪傳至少陰往往自利至清水而無渣滓明係旁流之水可知其色純青又是木邪乘土可知此少陰轉入陽明府證也然則有渣滓而色不青者非邪熱可知而

文不可輕下也

大承氣湯見陽明篇

此條傷寒論輯義第三百廿五條少陰篇

少陰熱邪轉入陽明府證第二

少陰病六七日腹脹不大便者急下之宜大承氣湯

金鑑曰少陰病六七日腹脹不大便者蓋因其人陽氣素盛胃有宿食故也所以傳邪已入少陰復轉屬陽明而成胃實故宜大承氣湯急下之也

張路玉曰少陰之證自利者最多虛寒則下

利清穀虛熱則下利膿血故多用溫補傳經陽邪內結則自利純青水溫熱則自利煩渴並宜下奪清熱此以六七日不大便而腹脹可見邪熱轉歸陽明而為胃實之證所以宜急下也

喻昌曰六七日腹脹不大便則胃土過實腎水不足以上供有立盡之勢安得不急下承氣湯

舒詔曰少陰復轉陽明之証腹脹不大便者然必見舌胎乾燥惡熱飲冷方為實証法當急下若兼見身重嗜臥舌潤不渴惡寒等證

又屬虛寒不可不別
徐大椿曰不便而脹為日又久是以當下
尤在涇曰腹脹不大便者急下之宜大承氣湯且腹脹不大便土實之徵也土實則水乾故非急下不可夫陽明居中土也萬物所歸故無論三陽三陰其邪皆得還入于胃而成可下之證然太陰傳陽明藏邪還府為欲愈也厥陰傳陽明者木邪歸土不能復木也惟少陰則腎邪入胃而胃實復將消腎故雖並用下法而少陰之法視太陰厥陰為加峻矣
此條傷寒論輯義第三百廿六條少陰篇

二百三八

少陰熱邪轉膀胱府證第三

少陰病。八九日。一身手足盡熱者。以熱在膀胱必便血也

金鑑曰。邪在少陰。不從陰化而見寒証。亦不從陽化而見熱證。是其人腎氣素充。所以藏雖受邪。留連八九日。仍復轉府外散也。太陽主表。故一身手足盡熱。若熱還衛分。非汗不解。熱還榮分。非衄不解。熱甚於上。則頭痛目瞑衄血。熱甚於下。則腹痛尿难便血。理必然也。凡熱少血多。病成血畜。熱多血少。熱迫其血。血不得蓄。今為少陰邪熱。復轉膀胱而傷

榮分迫走下竅故便血也

程知曰前少陰病手足不逆冷反發熱者不死陽未全虧也此八九日一身及手足盡熱陰盛於裡也

張璐曰少陰病难於得熱熱則陰盡陽復故少陰篇中謂手足不逆冷反發熱者不死然病至八九日陰邪內解之時反一身手足盡熱少陰必無此證當是藏邪轉府腎移熱於膀胱(膀胱)主表故一身及手足盡熱也膀胱之血為少陰之熱所逼其趨必出陰竅以陰主降故也

尤在涇曰此熱傳少陰而復還入膀胱之證膀胱者太陽也太陽為三陽之表而多血少氣熱在膀胱則一身手足盡熱而熱氣有餘血為熱迫散而不行則必便血也

舒詔曰一身手足盡熱者明明熱于外何為熱在膀胱並無確據何從辨認倘不知如何治法令人不無餘憾

章楠曰少陰病始得之反發熱者用麻黃附子細辛湯發汗以其脉微細但欲寐是風寒之邪受於少陰也此八九日邪由陽經傳入少陰而化熱脉必沉細而數也以藏氣實而

不受邪傳於膀胱而動血則必便血也經曰三焦膀胱者腠理毫毛其應故熱在膀胱則一身手足盡熱不涉太陽之經故頭不痛也觀此更可知前篇之冷結膀胱者邪必由少陰而入也若邪由太陽入膀胱則必化熱而曰熱結膀胱其人如狂血自下下者愈故不立治法也

周揚俊曰按中陰經者喜其有熱真陽內復則寒邪自退傳陰證者患其有熱陽邪不減則陰津漸消今病至八九日亦已久矣無下利腹滿等證止一身手足盡熱知太陽與少

陰為表裡固是腎移熱於膀胱而少腹痛滿小便黃赤意在言外也然膀胱屬氣故曰氣化能出然此證獨傷在血何哉膀胱病熱多煩渴今則不言渴者以血為陰分故也夫移府者既不外解從下者自不上逆又安得不逼趨前竅乎

柯琴曰此藏病傳府陰乘陽也氣病而傷血陽乘陰也亦見少陰中樞之象發于陰者六日愈到七日其人微發熱手足溫者此陰出之陽則愈也到八日以上反大發熱者腎移熱於膀胱膀胱熱則太陽經皆熱太陽主一

身之表為諸陽主氣手足者諸陽之本故一身手足盡熱太陽經多血血得熱則行陽病者上行極而下故尿血也此裡傳表証是自陰轉陽則易解故身熱雖甚不死輕則猪苓湯重則黄連阿膠湯可治與太陽熱結膀胱血自下者證同而來因則異　少陰傳陽證者有二六七日腹脹不大便者是傳陽明八九日一身手足盡熱者是傳太陽　下利便膿血指大便言熱在膀胱而便血是指小便言

唐宗海曰太陽膀胱主周身此少陰病是脉

細但欲寐而又見一身盡熱則為少陰之心火熱邪隨小腸油膜下合膀胱心火在內本不身熱因合於膀胱乃通於表即周身皆熱心主血脉熱淫而血溢必合膀胱之水下行而為小便下血也此節是心火血分下于膀府之病

此條傷寒論輯義第二百九十七條（少陰篇）

△但欲寐

金鑑曰行陰欲寐嗜卧少陰證也若欲寐嗜卧無表裡證身和脉小知已解也然解後之睡呼之則醒醒而又睡是陰氣未復非陰盛困陽不

須驚也風溫亦欲寐多眠則有脉浮發熱汗出身重鼻息鼾鳴之別也

衛氣者晝則行陽夜則行陰行陽則寤行陰則寐今欲寐者因陽氣虛陰氣盛故目瞑而多眠也乃邪傳陰而不在陽也然傷寒之多眠雖屬於少陰居多而亦有不同如太陽十餘日脉沈細惡寒踡臥而欲寐者此神氣昏也汗出身重鼻乾語譫目不了了而多眠者此風溫病也唇黑有瘡咽乾聲啞默默而多眠者此狐惑也若汗下後邪氣已退正氣已復身涼脉靜鼾息酣睡此吉兆也 葉天士

凡病欲寐病於陰不得寐病於陽今欲寐而不得寐故曰但欲寐也陈古愚

張路曰若始病無表證而見畏冷嘔泄知病不在陽分而為直中陰寒無疑惟風邪深入而見頭痛發熱神昏但欲寐者方為表證則宜解表為先若得汗後脉沉細身凉嗜卧者此陽邪去而陰氣自復可不藥而愈也　少陰病始得之但欲寐脉尺寸俱沉細遲弱重按少神者宜四逆湯　少陰病欲吐不吐欲嘔不嘔心煩多寐自利而渴小便色白者真武湯若復煩熱不得卧者难治

口燥咽乾

口燥咽乾屬熱邪宜承氣有虛熱宜養陰　引飲曰渴不引飲曰燥乾　叅傷寒指掌

少陰病始得之口燥咽乾急下之以存津液大承氣湯此熱在下焦爍枯腎水不可緩也若溫病沸欝內熱未有不口燥咽乾者小清涼散增損三黃石羔湯再看兼證消息之凡傷寒汗吐下後津液少口燥咽乾及虛人水衰火旺口燥咽干以補陰煎加麥冬黃栢知母花粉以滋其水若脉沉足冷多難治惟溫病下後須酌之不可驟補　寒溫條辨

舌乾口燥者因邪熱聚胃津液消耗胃汁乾也宜下之少陰舌干口燥此內外枯極熱傷腎汁亦宜急下之若汗下過多津液衰少或病方瘥血氣尚虛以致心火不降腎水不升者宜滋陰養氣之品　葉桂

活人謂脾藏有熱則津液枯少故口燥咽干然非獨脾藏有熱脾主太陰太陰腹滿而咽干此可脾熱餘皆非也如白虎加人參湯口舌乾燥者表裡俱熱也口苦咽干者少陽經熱或陽明中風也口燥咽干者少陰經熱也急下之如上數症豈亦脾藏有熱乎　趙嗣真

中峰按咽中乾燥切不可發汗

咽痛

少陰之脉上貫肝鬲循喉嚨繫舌本故咽痛獨列少陰篇内　少陰咽痛屬熱者有半夏散及湯又甘草湯桔梗湯苦酒湯此散火也屬寒者有桂枝乾姜湯真武湯四逆湯治汗多亡陽也有通脉四逆湯治陰盛格陽也指掌希準繩

金鑑云咽痛一症寒熱皆有咽乾腫痛為三陽熱症仲景有甘桔半夏苦酒豬膚等湯調治不乾不腫而痛為三陰寒症宜四逆湯加桔梗主治也

咽痛有熱毒上衝也然有陰陽二症脉浮數面

赤而咽痛吐膿血者此陽毒也脉沉遲手足冷或吐利而咽痛者此少陰也　又有咽痒者或陽厥誤汗而致或寒伏于腎陰火上冲而致杂杜咽痛一症非有大熱則為大寒治之一誤死生立判如太陽病誤下誤汗亡陽漏風及熱傳陽明少陽少陰寒中少陰裡〻不同不可概以為熱盛也　夫咽者胃之门熱邪傳入陽明則咽但乾而不痛若熱毒勢盛亦有燥渴引飲而痛者但須以表熱裡實分經府而汗下之　凡陽邪上逆而咽痛宜甘寒以解其熱并噙蜜煎黄栢以佐之陰寒閉塞而咽痛當辛温以散其結

并蒲蜜煎附子以佐之其冬温風温温病熱病皆有咽喉乾痛但加甘桔為引可也張璐玉

張兼善曰或云六經傷寒皆不言咽痛惟少陰篇中有咽痛咽傷之證何也夫少陰咽痛乃經絡所系蓋少陰之脉上貫肝膈入肺循喉嚨繫舌本故有咽傷痛之患内經曰少陰所生病者咽腫上氣嗌乾及痛此經脉所繫邪氣循行而致然也

吐

有寒熱之分熱者寸口脉數發熱煩渴渴欲飲水水入即吐者宜五苓散食入口即吐者宜二

渴

陳湯去甘草加姜汁炒黃連和之　寒者口不渴而吐理中去白术加生姜指掌參紀

金鑑曰凡口不渴厥而吐是寒霍吐宜理中吳萸輩凡渴而得食即吐是火吐也實熱宜黃連解毒湯霍熱宜乾姜黃芩黃連湯渴而飲飲而吐吐而復渴屬水逆宜五苓散

王肯堂曰陰證喘促及吐逆者返陰丹入口便住

吐利

少陰病吐利手足厥冷煩躁欲死者吳茱萸湯主之乾嘔吐涎沫亦此湯　吐利止而身痛不

休者當和解其外宜桂枝湯指掌

吐利無寒熱頭痛爲陰證有寒熱頭痛爲陽證不可不別準繩

下利併便膿血

自利者不因攻下而自泄瀉也有表邪傳裡裡虛協熱而利者有不應攻下而下之遂利者是皆協熱也又三陽合病皆作自利有發表攻裡和解之不同如太陽陽明合病爲在表故與葛根湯以汗之太陽少陽合病爲在半裡半表故與黃芩湯以和解之陽明少陽合病爲少陽邪氣入裡故與承氣湯下之且自利不渴者屬太

陰藏寒故也下利欲飲水者有熱故也故大便溏小便自可與夫發熱後重泄色黄赤者皆為熱也自利小便色白少陰病形悉具與夫惡寒脉微自利清穀者皆有寒也夫自利固多可温然腸胃有積結與下焦客邪又非温劑所能止也或分利之或攻泄之又下利雖有表證不可發汗以下利為邪氣内攻走津液而胃虚也經曰下利不可攻表汗出必脹滿是也蓋三陰自利居多然自利家身凉脉静為順身熱脉大為逆大抵下利脱氣最為難治蓋邪盛正虚邪壅正氣下脱多下利而死經曰少陰病自利復煩

躁不得卧寐者死直視譫語下利者死下利者日行十餘行脉反實者死下利手足厥冷無脉灸之不温脉不還者死發熱下利至甚厥不止者死此數者皆邪氣壅正氣下脫故死要略曰六府氣絶于外手足寒五藏氣絶于内利下不禁參無己

金鑑曰自利不渴者屬太陰寒也下利欲飲水者以有熱故也此以渴辨寒熱也小便黄赤穢氣稠粘者皆熱利也小便清白澄澈清穀皆寒利也熱利有表證輕者升麻葛根湯重者葛根湯汗之有裡證者量以三承氣湯下之無表裡

證輕者宜黄芩湯重者宜葛根黄連黄芩湯清之寒利宜理中湯溫而補之若服理中湯不應者此偏下焦謂脫宜赤石脂禹餘糧湯固濇仍然不應此為清濁不分水走大腸宜五苓散或猪苓湯利之可瘥也

若風邪入胃木來侮土故令暴下其治法或溫或攻或清下焦或利小便切不可發汗也設或下利而發熱下利而厥逆下利而脈實下利而煩躁不得眠者皆不可治也 傷寒下利十有六七俗人不識呼為漏底遽用溫燥止濇之劑以助邪變為危症深可哀憫 葉桂

冬溫發熱咽痛自利心煩陽旦湯加桔梗茯苓溫病發熱而渴小便赤濇大便自利脉浮者五苓散去桂加黄芩脉沉猪苓湯溫熱內盛而自利不止者黄連解毒湯 張路玉

大小便膿血 附

金鑑曰陽經之熱下注膀胱傷其榮分熱少血多瘀成血蓄熱多血少熱迫血行血不得蓄而走下竅故尿血也以八正散導赤散利而清之陰經之熱轉迫陽明傷其榮分瘀則血蓄喜忘如狂不蓄則便血熱腐則便膿便膿熱鬱裡急下重所必然也輕者宜黄連阿膠湯重者白頭

翁湯清之滑脱者桃花湯濇之可也長沙著便膿血無死證世醫用溫熱之藥固或得痊殊不知此證屬熱者十之九古人云見血無寒又云血得熱而妄行溫熱之藥豈可輕投傷寒論用黃連阿膠湯乃熱勢迫血下行折其火邪自愈其在少陰下利便膿血不腹痛與四五日腹痛小便不利便膿血者桃花湯主之蓋調正氣濇滑亦辛以散之之意也如傳經熱邪悉主白頭翁湯寒溫

凡下利膿血脉宜虛小若脉陰陽俱虛熱不止及脉弦大而實緊直如按弓弦弦細如循刀刃

者皆不可治 張璐

正少陰古法

少陰症仲景以脉微細但欲寐為主病此指正氣之虛非亦邪氣之實也凡舌乾口燥心煩泄利下重是少陰實邪見象引衣踡卧下利清穀腹痛吐瀉是少陰虛寒見證脉以沉實有力為實熱沉細無力為虛寒須分屬之 又煩為陽躁為陰少陰以煩為生機躁為死兆

凡初起發熱身痛而頭不痛脉沉而微細無裡症但欲寐者此少陰感寒之表症也宜麻黃附子細辛湯峻汗之若發熱在二三日後麻黃附

子甘草湯微汗之蓋少陰與太陽為表裡故發熱即可發汗是假太陽為出路也

若惡寒身痛手足冷骨節痛口中和而脉沉者是表裡俱寒也附子湯大温大補之

若下利清穀裡寒表熱手足厥冷脉微欲絶但欲寐者此太陰轉少陰也四逆湯主之　若反不惡寒或咽痛乾嘔腹痛面赤或利止脉不出此下元虚冷陰症似陽也通脉四逆加人參主之蓋葱体空味辛能入肺以行榮衛之氣姜附參甘得此以奏捷于經絡之間而脉自通矣

若腹痛下利四肢沉重痛小便不利者此坎中

陽虛不能以制陰水致陰濁停蓄宜真武湯壯元陽以消陰翳培陽土以泄陰水則開闔得宜小便自利腹痛諸症自除矣 以上諸條皆少陰虛寒之證 按手足厥冷專指指掌言四逆兼脛臂言故少陰下利手足厥冷猶為可治四肢逆冷則死

少陰病下利六七日咳而嘔心煩不眠小便不利者此少陰陽邪停水也宜豬苓湯主之使熱邪從小便而出諸症自解矣

少陰病得之二三日以上心中煩不得卧黃連阿膠湯主之此傳經熱邪擾動少陰之陰腎水

竭則君火旺故以芩連瀉心膠黄育陰且雞子黄色赤而通心阿膠色黑而通腎坎離合治自然熱清而煩解

少陰病四逆泄利下重或欬或悸或小便不利或腹中痛四逆散主之此陽經熱邪擾于陰分而厥也蓋四逆有寒熱之分胃陽不敷于四肢為寒厥陽邪內擾于陰分為熱厥寒者下利清穀熱者泄利下重故用芍藥枳實以清泄之柴胡以升散之則升降利而厥逆諸症自解矣

以上三條皆陽經熱邪傳裡但不轉屬陽明故不用承氣湯

少陰病有大承氣湯急下者三症，一曰得之二三日口燥咽乾急下之，一曰自利清水色純青心下痛口乾燥急下之，一曰六七日腹脹不大便者急下之。此皆陽經熱邪傳裡，銷爍腎液，以致胃中大實，病已轉屬陽明，故用承氣急下之也。以上摘傷寒指掌

少陰新法

凡診傷寒熱病，微見惡寒，發熱不已，咳嗽不渴，六脉沉細，身靜蜷臥，舌胎微白兼紅，或淡紅而潤，此肺腎虛寒而感外邪也。宜桂枝湯加陳皮、杏仁、川芎、半夏、山藥、茯苓之類微汗之，不應急

當以金水六君煎加杏仁生姜胡桃蘇叶之類投之無不取効（脾腎虛寒挾感）

如初起發熱惡寒大便泄瀉舌胎白嫩而薄少陰脉症者此寒邪客於脾腎之間宜溫中散寒如桂枝紫蘇廣皮厚朴山葯焦朮乾姜茯苓甘草之類溫散之（脾腎俱寒挾感）

若初起惡寒發熱口渴唇燋舌胎嫩紅而乾或絳底浮白或兼咳嗽或兼煩躁六脉弦數無力或浮紅無力此陰虛水虧而挾外感也陰虛於下則陽亢於上故見躁煩勿以陽明火症治之亦宜金水六君去半夏用生地加川斛丹皮豆

豉羌湯之類滋養陰液以汗之如兼嘔惡當留半夏加竹茹以和胃如兼咳嗽加旋覆花甜杏仁以降氣如經汗表升提太過以致虛火上冒目赤顴紅大渴煩躁嘔惡不納者宜金水六君煎加麥冬代赭石之類養陰鎮逆汗多合生脉湯陰虛有火挾感

如陰虛有火而挾外感以致頭痛惡寒發熱不止因口燥渴而食生冷遂致泄瀉舌胎微白兼淡紅舌形雖濕而乾此脾本虛寒因津液少而渴故一貪生冷即見泄瀉宜和脾以益少陰如生地丹皮茯苓山藥陳皮釵斛苡仁甘草蓮肉

等主之兼表症者加葱白豆豉或羌活葛根亦可如表症已除而但發熱口渴兼脾濇者煎藥加糯米炒麥冬沙參以生津液自然渴解熱止也脾寒胃熱挾感

如初起吐利止後發熱脉沉細手足冷舌形紫絳無胎者此少陰症也勿以霍亂治之舌潤不渴當以金水六君煎加丁香温以和之舌燥口渴亦以金水六君加麥冬糯米粉炒北沙參益陰和中以生津液於吐瀉傷津口大渴而小水不利者急以左歸飲加麥冬歸芍斂陰生津自然渴解便利若妄利小便則死矣少陰吐利

如初起發熱神呆不語六脉沉細短數似寐非寐或煩躁狂言此邪在心腎之間或因受驚痰乘胞絡治宜清心豁痰其茯神小草菖蒲天竹黃川貝丹參麥冬鉤丁薄荷辰砂之類以清胞絡之痰神自清也其舌形絳燥口渴唇乾六脉沉數前方加生地丹皮淡竹葉之類以清心胞之火其大便秘結不妨加犀角數分 心腎熱邪

若神昏譫語發熱仍欲煖蓋目睛上視大便不實舌色紫絳而圓雖乾無刺外雖躁擾此陰不兼陽忌用寒涼不可誤認陽明妄投犀角宜左歸六君等湯微加清心之品如鉤丁川貝麥冬

之類治之為當心腎虛邪

若身熱足冷面赤戴陽脉来沉細無力或數大無力或陰陽俱緊其人燥煩欲狂揚手擲足或欲坐卧水中舌胎色紫少神或潤大胖嫩或淡紅圓厚雖濕而乾此躁也非煩也陰盛格陽也急以八味投之或參附湯加熟地投之如得躁定脉圓舌轉微白脉有生機陰盛格陽

以上諸條皆少陰本經自病

若是陽經熱邪傳至太陰已多危候至入少陰生者少死者多矣凡見神氣昏沉語言顛倒當枯齦黑干後身熱目睛上視舌苔紅中有黑點

黑中有紅點頭項強小便濇雖醒似睡雖渴不知消水時作鼾睡聲形似死證然舌不捲囊不縮面不青息不高喉顙不直四肢不厥鼻不扇耳不焦不急目不瞑口尚有可治之理如舌胎燥刺而便秘者宜兼陽明以治方用犀角生地丹皮麥冬花粉川斛茯神鉤丁川貝膽星之類以養陰退陽陰液復外可得汗而解內可得便而解即寒中亦有散邪之義也若大便不實舌無燥刺此陰不兼陽即屬寒症為難治宜右歸六君出入為當

凡少陰症六脈沉細似寐非寐其舌紫色是也

然紫而鮮潤者可治紫而枯晦如猪肝色者不治或紫色而間微白胎者方佳
有初起吐瀉如霍亂隨然衰重昏昧者少陰症也

傷寒從新　卷六　少陰新法　　吳[illegible]季原編

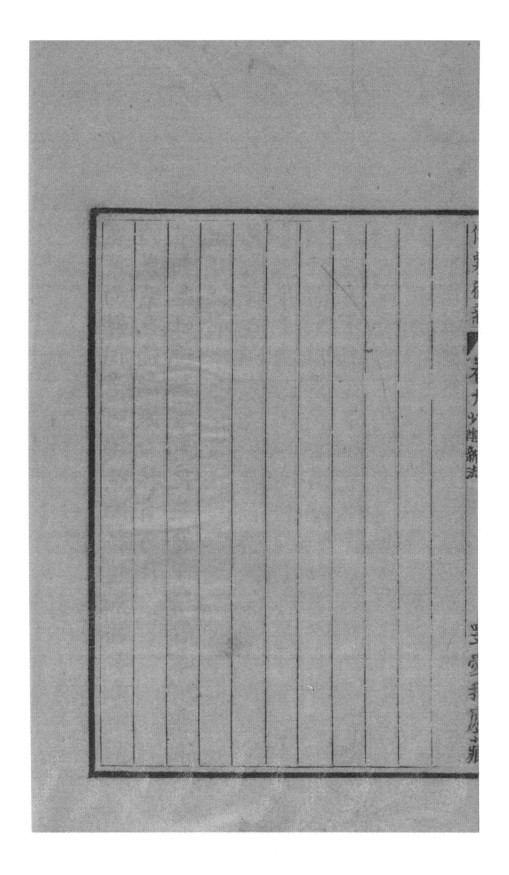

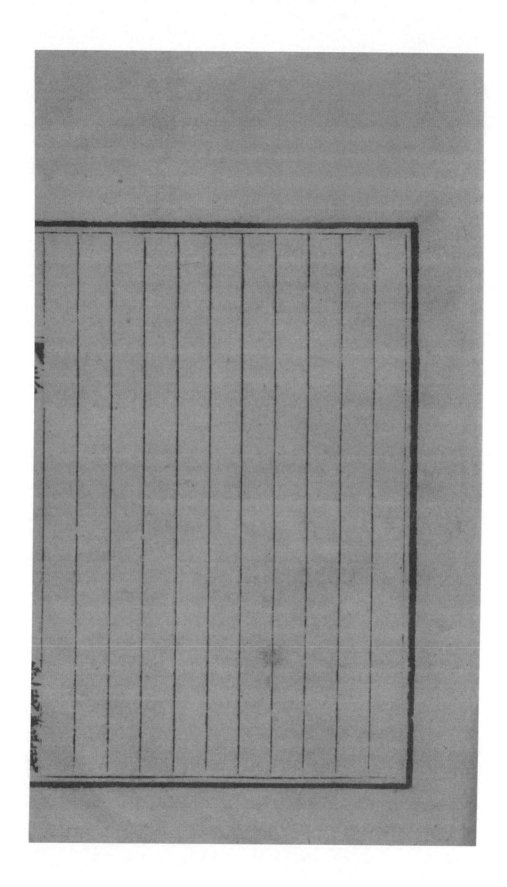

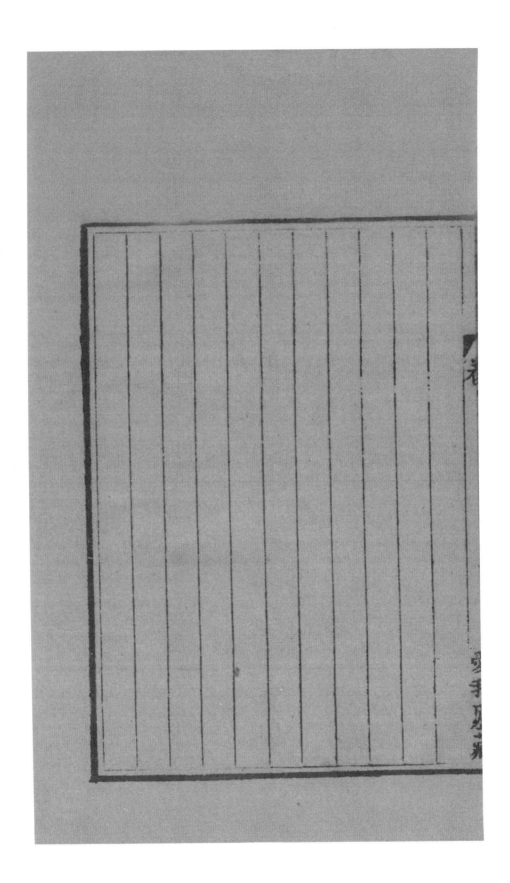

卷

[illegible]

傷寒從新 十四

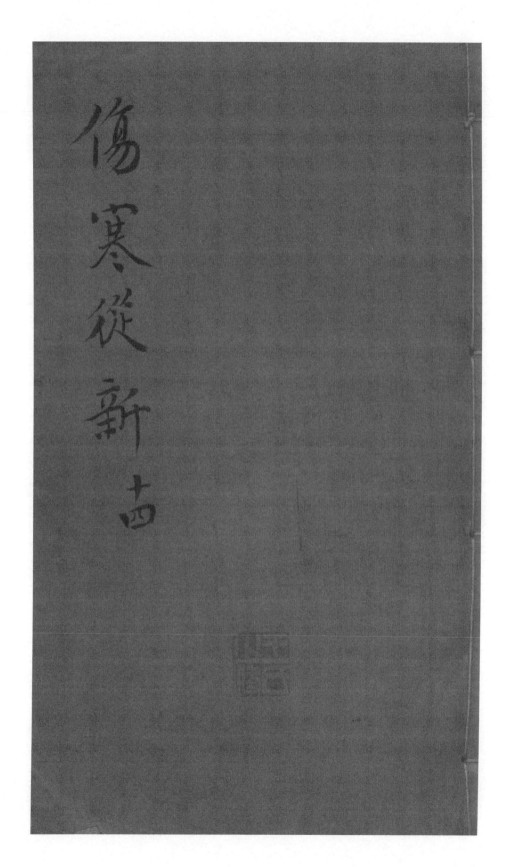

傷寒從新卷十

漢張機原文　　寓苕溪王少峰輯學

受業　張子菴校字

厥陰全篇　目錄

統論厥陰經大意

張路玉曰厥陰篇中次第不一有純陽無陰之證有純陰無陽之證有陰陽差多差少之證有陽進欲愈之證有陰進未愈之證大率陽脉陽證當從三陽經治法陰脉陰證合用少陰經治法厥陰見陽為易愈見陰為难愈其陰陽錯雜不分有必先溫其裡後解其表設見咽喉不利欬唾膿血則溫法不可用仍當先解其表矣世醫遇厥陰諸證如涉大洋茫無邊際是以動手即錯耳茲以類相聚分為五截庶學者易於入室也傷寒纘論摘此

吳坤安曰六經主病仲景非專為傷寒立言

如厥陰所述氣衝吐蚘等症乃厥陰風木自病不拘傷寒雜症但見嘔逆吐蚘者即是肝邪犯胃宜兼厥陰而治要知六淫傷寒兼帶厥陰者可治若從三陽傳至厥陰則熱極生風九竅將閉所形皆敗症矣勿以傷寒傳經目之可也傷寒指掌摘出

金鑑曰厥陰者陰盡陽生之藏與少陽為表裡者也故其為病陰陽錯雜寒熱混淆邪至其經從化各異若其人素偏於熱則邪從陽化故消渴氣上撞心心中疼熱蚘厥口爛咽痛喉痺癰膿便血等陽證見矣若其人素偏

於寒則邪從陰化故手足厥冷脉微欲絶膚冷藏厥下利除中等陰證見矣所以少陽不觧傳變厥陰而病危厥陰病衰轉屬少陽為欲愈陰陽消長大伏危機兹以陰陽從化厥熱勝復之微旨詳於篇中俾臨證者該治有要道焉

俞昌曰厥陰雖兩經交盡之名然厥者逆也腎居極下逆行而上以傳於肝故名曰厥陰也邪傳厥陰其熱深矣熱深多發厥厥證皆屬於陽以陽與陰不相承接因致厥也厥後發熱陽邪出表則易愈厥多熱少則病進熱

多厥少則病退所以仲景雜用三陽經治法即躐語之當下者但用小承氣湯微和胃氣他證皆不用下正欲其熱多而邪從外出耳然厥證多兼下利則陽熱變為陰寒者十居其七蓋木盛則胃土受尅水穀奔迫胃陽發露面赤則為戴陽由是陽微則厥愈甚陽絕則厥不返矣所以溫之灸之以回其陽仍不出少陰之成法也但厥而下利陰陽之辨甚微不便分為二篇故發其奧於篇首俾學者先會其意云

舒詔曰經云兩陽相照謂之陽明兩陰交盡

謂之厥陰究竟六經皆有陽明六經交盡于厥陰也嘉言不便分為二篇者以厥陰中多有陰陽雜錯不分之證若播陰厥陽厥分為二篇則陰陽雜錯又三篇矣所以不便分也至于陰厥陽厥之辨仍從外證辨之凡陰厥症必惡寒身重下利不渴陽厥症必惡熱身輕煩渴不眠顧陰陽之辨雖曰甚微以此而論顯而易見也總之陰厥證重在溫經止泄以回其陽陽厥證重在破陽行陰以通其厥其陰陽錯雜不分之證法當陰陽互法寒熱並投縱或陰陽多寡不一大概不出乎此

程郊倩曰厥陰在三陰為盡盡者極也物極則反故肝雖陰藏而木中寔胎火氣非若少陰純以陰寒主令也然少陰即厥陰母家未有母寒而子不受母氣者故厥陰之寒屬胃陰所移者居多陰寒盛于下則所胎之火氣就子而發現木火通明此火殊屬真火非若少陰之純假也但厥陰乃六經中之一經而厥證則諸證中之一證盡以厥證入之厥陰則虛寒雜證皆得以紊乱来而頭緒紛然遂成乱絲矣厥陰木中有火此火為陰火有時而下有時而上厥為陰陰氣下行極而上則

發熱矣熱為陽陽氣上行極而下則又厥矣
調和於二者之間功在安胃
王肯堂曰厥陰之為病煩滿囊縮其脈尺寸俱微緩若微浮為欲解不浮為未愈宜小建中湯脈浮緩者必囊不縮外證必發熱惡寒似瘧為欲愈宜桂枝麻黃各半湯若尺寸脈俱沉短者必是囊毒氣入藏宜承氣湯下之大抵傷寒病藏府傳變陽經先受病故次第傳入陰經以陽主生故太陽水傳足陽明土土傳足少陽木為微邪也陰主殺故木傳足太陰土土傳足少陰水水傳足厥陰所至六

七日當傳厥陰肝木必移氣尅於脾土脾再受賊邪則五藏六府皆困而危殆榮衛不通耳聾囊縮不知人而死矣速用承氣湯下之可保五死一生古人云脾熱病則五藏危又云土敗木賊則死若第六七日傳厥陰脉得微緩微浮為脾胃脉也故知脾氣全不再受尅邪無所容否極泰來榮衛將復水升火降則寒熱作而大汗解矣

尤在涇曰厥陰為陰之盡為藏之極陰極而盡則必復反而之陽故厥陰之生死在厥熱之進退也本篇於厥陰脉證之下先辨厥熱

進退所以明生死之機次論生死微甚所以明陰陽之故也而厥陰有熱慮其傷陰必以法清之厥陰有寒慮其傷陽必以法溫之一如少陰之例也蓋厥陰少陰同為陰藏而俱屬陽火故於二者羣分類聚欲學者明辨而深思之耳其次為厥陰汗下諸禁蓋欲嘗其利不可不知其害也其次為厥陰簡誤以厥陰篇中雜入太陰少陰太陽之文傳誤已久習為不察特檢出之其次為差後勞復等法則去疾者莫若盡之意也凡六十二條為一卷

葉桂曰足厥陰肝經手厥陰心胞也厥者盡也六經之尾也其脉始於足大指環陰器抵少腹循脇肋上唇口與督脉會於巔頂行身前之側若厥陰不足寒邪直入一二日便發吐利少腹痛脉沉無力無熱惡寒甚者唇青厥冷嘔吐痰涎舌卷囊縮此直中厥陰之寒症急温之又曰脉沉有力飲水不止此熱也是傳經之熱症急下之脉微細無力或沉伏不見此寒也急温之然寒熱二症皆有舌卷囊縮以熱主煎迫寒主收引也須仔細辨之

柯琴曰太陰厥陰皆以裡症為提綱太陰主

寒厥陰主熱太陰為陰中之至陰厥陰為陰中之陽也兩陰交盡名曰厥陰又名陰之絶陽是厥陰宜無熱矣然厥陰主肝而胆藏於肝内則厥陰熱症皆少陽相火内發也要知少陽厥陰同一相火相火欝於内是厥陰病出於表為少陽病少陽咽乾即厥陰消渴之機又曰太陰提綱是内傷寒不是外感厥陰提綱是温病而非傷寒要知六經各有主症是仲景傷寒雜病合論之旨也柯琴傷寒論翼摘出

呂震名曰邪入厥陰循經上逆又厥者逆也逆則陰陽不相順接故又因之致厥厥陰乃

陰盡之藏陰盡則陽生陰陽消長大伏危機此際出表則生入裡則死故仲景以厥多熱少為病進熱多厥少為病退也厥陰皆裡證惟發熱則有還出於表之機大約病專屬裡者亟當治其裡由表陷入者宜挽之出表屬寒者利在急溫屬熱者不宜直折予統會仲景大法如此神而明之存乎其人

問曰厥陰之寒熱何以別之答曰仲景言諸四逆厥者不可下虛家亦然又曰厥陰下之其語似殊兩歧然要認明病之來路彼因四逆而厥故不可下此因發熱而厥故應下之此中消息

言下本自躍然再推厥深熱深之義温熱病一二日或五六日沉昏譫妄手足厥冷是邪熱入膻之候膻中屬手厥陰是亦厥陰證也仲景雖未明言而厥深熱深一語已包括無遺矣誰謂温熱之法不可向仲景推尋哉

周揚俊曰厥陰藏中本無真陽故雖傳經熱證亦必至厥厥者邪氣内入正氣退避陽與陰不相承接也故厥多則邪進熱多則正勝正勝一分則邪退一分積而至於不可負邪自無容留矣然使熱過多而吐癰膿便膿血者正以厥陰為藏血之藏也其證有從上奪

者有從下消者有歸併胃府者有邪轉出少陽或出太陽者種種治法總以汗下爲戒至於陰寒中經吐利煩躁厥逆等證亦與少陰不異故必手足自温身有微熱始不危殆大旨已從真陽不至衰絶起見故助陽驅陰之法大同小異也正以厥陰之陽全賴少陰而水爲木之母也少陰居下逆傳於上故曰厥陰云

朱肱曰足厥陰肝之經厥者盡也靈樞曰亥爲左足之厥陰戌爲右足之厥陰兩陰俱盡故曰厥陰夫陰盡爲晦陰出爲朔厥陰者以

陰爲義也

唐宗海曰厥者盡也逆也陰盡而陽生極而復返故曰厥陰謂厥陰肝藏內含胆火厥陰包絡下通三焦陰爲體而陽爲用內經所謂厥陰不從標本從中見之氣化者正謂其通陽和陰以成其氤氲摩盪之和風則氣血無病也若肝木挾腎水發而爲寒風如風從冷帶吹來者也遂發厥利若包絡挾心火發爲熱風如風從熱帶吹來者也遂發膿血或寒熱互相進退爲厥熱往来或外寒內熱爲厥深者熱亦深或下寒上熱爲饑渴又不能食

厥陰經治法有汗吐下温和解灸

汗 麻黄升麻湯 桂枝湯 桂枝茯苓白术湯

下 小承氣湯 三黄瀉心湯

吐 瓜蒂散 梔子豉湯

温 烏梅丸 真武湯 當歸四逆湯

理中湯 呉茱萸湯 附子乾姜湯

通脉四逆湯 當歸四逆加呉茱萸生姜湯

和解 甘桔湯 白虎湯 乾姜黄連黄芩人參湯

白頭翁湯 小柴胡湯

灸 厥陰 脉促灸 下利厥灸

陰進未愈證第一

二百八四

厥陰之為病消渴氣上撞心心中疼熱饑而不欲食食則吐蚘下之利不止

金鑑曰此條謂言厥陰為病之大綱也厥陰者為陰盡陽生之藏邪至其經從陰化寒從陽化熱故其為病陰陽錯雜寒熱混淆也消渴者飲水多而小便少乃厥陰熱化而耗水也厥陰之脉起足大指循股內入陰中環陰器抵少腹貫心膈其注肺熱邪循經上逆膈中故氣上撞心心中疼熱也飢而不欲食者非不食也因食則動蚘而吐故雖飢而不欲食食則吐蚘也夫消渴多飲飢不能食則胃

中所有者但水與熱耳若更以厥陰熱氣挾蚘撞動而痛誤認為轉屬陽明之實痛而下之則胃愈虛必下利不止矣

成無已曰邪傳厥陰則熱已深也邪自太陽傳至太陰則腹滿而嗌乾未成渴也至少陰則口燥舌乾而渴未成消也至厥陰則成消渴者以熱勢甚能消水故也飲水多而小便少者謂之消渴木能生火火生於木肝氣通心厥陰客熱氣上衝心心中疼熱傷寒六七日厥陰受病之時為傳經盡則當入府胃虛客熱飢不欲食蚘在胃中無食則動聞食臭

而出得食吐蚘此熱在厥陰經也若便下之
益其胃氣厥陰木邪相乘必下利不止○烏
梅丸桂枝白朮茯苓湯
魏荔彤曰此申解厥陰傳經熱邪為患歷舉
其證以禁誤下也傷寒之邪傳入少陰為裡
中之裡及自少陰傳厥陰又為三陰之極盡
處矣陰盡處受邪無所復傳却同少陽為升
降之出路少陽無下法厥陰陰邪亦無下法
下之為誤可知矣首標消渴二字凡熱必渴
而夾濕阻格正氣亦有渴者然其渴雖飲飲
水必不能多未有渴而飲飲而仍渴隨飲隨

消若是者則消渴為傳經之熱邪傳入厥陰無疑也

程應旄曰厥陰病多自下而上所以厥陰受寒則龍雷之火逆而上奔撞心而動心火心火受觸則上焦俱擾是以消渴而心煩疼胃虛而不能食也食則吐蚘則胃中自冷可知以此句結前證見為厥陰自病之寒非傳熱也且以見烏梅丸為厥陰之主方不但治蚘宜之蓋肝脉中行通心肺上巔故無自見之證見之上中二焦其厥利發熱則厥陰之本證胃虛藏寒下之則上熱未除下寒益甚故

利不止也

舒詔曰按此條陰陽錯雜之證也消渴者鬲有熱也厥陰邪氣上逆故上撞心疼熱者熱甚也心中疼熱陽熱在上也飢而不欲食者陰寒在胃也強與之食食亦不能納必與飢蚘俱出故食則吐蚘也此證下寒上熱若因上熱而誤下之則上熱則未必即去而下寒必更加甚故利不止也

尤在涇曰傷寒之病邪愈深者其熱愈甚厥陰為陰之盡而風木之氣又足以生陽火而鑠陽津津盡火實藏燥無液求救於水則為

消渴消渴者水入不足以制熱而反為熱所消也氣上撞心心中疼熱者火生於木肝氣通心也飢而不欲食者木喜尅土胃遂求食而邪熱復不能消穀也食入即吐蚘者蚘無食而動聞食臭而出也下之利不止者胃家重傷而邪熱下注也此厥陰在藏之的證病從陽經傳入者也

柯琴曰太陰厥陰皆以裡證為提綱太陰主寒厥陰主熱太陰為陰中之至陰厥陰為陰中之陽也太陰腹滿而吐食不下厥陰飢不欲食食即吐蚘同是不能食而太陰則滿厥

反

陰則飢同是一吐而太陰吐食厥陰吐蚘此又主脾主肝之別也太陰病則氣下陷故腹時痛而自利厥陰病則氣上逆故心疼熱而消渴此濕土風木之殊也太陰主開本自利而下之則開折下結鞕者開折反闔也厥陰主闔氣上逆而下之則闔折利不止者闔折反開也按兩陰交盡名曰厥陰又名陰之絕陽則厥陰為病宜無熱矣以厥陰脈絡於少陽厥陰熱症皆相火化令耳厥陰經脈上膈貫肝氣旺故上衝心氣有餘即是火故消渴而心中疼熱火能消物故飢肝脈挾胃肝

氣旺故胃口閉塞而不欲食也乘為風化厥陰病則生蚘蚘聞食臭則上入于膈而從口出也病發於陰而反下之則氣無止息而利不止矣烏梅丸主之可以除蚘亦可以止利張路玉曰厥陰原無下法故首先示戒云下之利不止蓋厥多主下利下利中伏有死證中間雖有小承氣一法因胃有燥屎微攻其胃非攻厥陰之邪也厥陰與少陽為表裡邪在少陽已有三禁豈厥陰反宜下乎雖有厥應下之一語乃對發汗而言謂厥應內解其熱不當外發其汗豈可泥應下二字遂犯厥

陰之大戒今人每遇傷寒六七日當下此特指陽邪入府而言未嘗言邪傳厥陰可下也

張卿子曰嘗見厥陰消渴數證舌盡紅赤厥冷脈微渴甚服白虎黃連等湯皆不救蓋厥陰消渴是寒熱錯雜之邪非純陽亢熱之證豈白虎黃連等藥所能治乎

唐宗海曰渴欲飲水氣上冲心心中疼熱喜飢此是厥陰胞絡挾心火之熱發動於上如赤道熱氣漲而上升之義其不欲食食則吐蚘下之利不止又是厥陰肝氣挾腎水之寒相應而起也如北極冷氣吹往熱帶之義

二百八五

此條傷寒論輯義第三百三十條

傷寒脉微而厥至七八日膚冷其人躁無暫安時者此為藏厥非蚘厥也蚘厥者其人當吐蚘今病者靜而復時煩此為胃寒蚘上入膈故煩須臾復止得食而嘔又煩者蚘聞食臭出其人當自吐蚘蚘厥者烏梅丸主之又主久利

金鑑曰此為藏厥寒之此字當是非字若是此字即是藏厥與辨蚘厥之義不屬　首條總論厥陰陽邪化熱此條詳辨厥陰陰邪化寒以明藏厥蚘厥之不同而出其治也傷寒脉微而厥厥陰脉證也至七八日不回手足厥

冷而更通身膚冷躁無暫安之時者此為厥陰陽虛陰盛之藏厥非陰陽錯雜之蚘厥也若蚘厥者其人當吐蚘今病者靜而復時煩不似藏厥之躁無暫安時知非藏寒之躁乃蚘上膈之上也故其煩須臾復止也得食而吐又煩者是蚘聞食臭而出故又煩也得食蚘動而嘔蚘因嘔吐而出故曰其人當自吐蚘也蚘厥主以烏梅丸又主久利者以此藥性味酸苦辛温寒熱並用能解陰陽錯雜寒熱混淆之邪也藏厥者宜呉茱萸湯兼少陰者宜四逆通脉附子等湯隨證者酌而用之

可也

方有執曰脉微而厥統言之也膚冷言不獨手足以見陽氣內陷也藏厥言非在經也

喻昌曰脉微而厥則陽氣衰微可知然未定其為藏厥蚘厥也惟膚冷而躁無暫安時乃為藏厥藏厥用四逆及灸法其厥不回者死若蚘厥則時厥時煩未為死候但因此而馴至胃中無陽則死矣

程知曰言厥有藏與蚘之别也藏厥者腎藏之陽不行也蚘厥者手足冷而吐蚘胃中之陽不行也蚘厥者蚘動則煩而有静時非若

藏厥之躁無暫安時也此胃陽病而無關於腎陽故厥雖同而證則異也

程應旄曰脉微而厥純陰之象徵於脉矣七八日膚冷無陽之象徵於形也陰極則發躁無暫安時此自是少陰藏厥為不治之證厥陰中無此也至於吐蚘為厥陰本證則蚘厥可與陰陽不相順接者連類而明之也用烏梅丸名曰安蚘實是安胃并主久利見陰陽不相順接厥而下利之證皆可以此方括之也

林瀾曰陽煩陰躁重於藏厥言躁於蚘厥言

煩已具安危之異矣藏厥者陽氣將脫藏氣欲絕而爭故藏厥為死證若蚘厥者藏氣虛寒而未至於絕藏氣寒則蚘不安其宮而動藏氣虛則蚘求食而出是以其證必吐蚘

王肯堂曰蚘厥者其人手足冷而吐蚘也藏厥者死陽氣絕也蚘厥雖厥而煩吐蚘已則靜不若藏厥之躁無暫安時也病人藏寒胃虛蚘動上膈聞食臭出因而吐蚘舌燥口乾常欲冷飲浸口不欲嚥蚘上煩躁昏亂欲死兩手脉沉遲足冷至膝甚者連蚘並屎俱出大便秘而不行此證雖出多可救治也宜加

味理中安蚘散烏梅丸主之

喻昌曰此條微旨千百年來全無識者昌於篇首總括大意挈出腎陽胃陽二端原有所自藏厥者正指腎而言也蚘厥者正指胃而言也曰脉微而厥則陽氣衰微可知然未定其為藏厥蚘厥也惟膚冷而躁無暫安乃為藏厥藏厥用四逆及灸法其厥不回者主死若蚘厥則時煩時止未為死候但因此而馴至胃中無陽則死也烏梅丸酸苦辛溫互用以安蚘溫胃益虛久利而便膿血亦主此者能解陰陽錯雜之邪故也

尤在涇曰傷寒脉微而厥寒邪中於陰也至七八日身不熱而膚冷則其寒邪未变可知乃其人躁無暫安時者此為藏厥發躁陽氣欲絶非為蚘厥也然蚘厥之所以時動而時静者何也蚘性喜温藏寒則蚘不安而上膈蚘喜得食藏虚則蚘復上而求食甚則嘔吐涎沫液從口中出按古云蚘得甘則動得苦則安又曰蚘聞酸則静得辛熱則止故以烏梅之酸連栢之苦姜辛歸附椒桂之辛以安蚘温藏而止其厥逆加人参者以蚘動中虚故以之安中而止吐且以御冷熱諸藥之

悍耳

舒詔曰條中並無些微熱象何得認指爲陰陽錯雜耶其烏梅丸雜亂無章不足爲法若蚘因寒動温之則愈蚘因火動凉之則除若爲陰陽雜錯或表熱裡寒則陰陽表裡酌而用之如烏梅丸不適之方用主湯名何取乎末句曰又主久利尤其否甚夫久利多屬虛寒滑脱法當温補兜濇于中又未挈明其證屬虛屬實知其所言久利果何證耶况烏梅丸不中用之方則無論屬虛屬實者皆不可主也叔和悞人甚矣

此條傷寒論輯義第三百四十二條厥陰篇

烏梅丸方

乾姜十兩　黄連十六兩　烏梅三百枚

細辛六兩　當歸四兩　附子六兩

蜀椒四兩　桂枝六兩　人參六兩

黄柏六兩

右十味異擣篩合治之以苦酒漬烏梅一宿去核蒸之五斗米下飯熟擣成泥和藥令相得内臼中與蜜杵二千下丸如梧桐子先食飲服十丸日三服稍加至二十丸禁生冷滑物臭食等

金鑑引柯琴曰六經惟厥陰為难治其本陰其標熱其体木其用火必伏其所主而先其所因或收或散或逆或從隨所利而行之調其中氣使之和平是治厥陰之法也厥陰當兩陰交盡又名陰之絶陽宜無熱矣第其合晦朔之理陰之初盡即陽之初生所以厥陰病熱是少陽使然也火王則水虧故消渴氣上撞心心中疼熱氣有餘便是火也木盛則生風蟲為風化飢則胃中空虛蚘聞食臭而出故吐蚘雖飢不欲食也仲景立方皆以辛甘苦味為君不用酸收之品而此用之者以

厥陰主肝木耳洪範曰木曰曲直作酸内經曰木生酸酸入肝君烏梅之大酸是伏其所主也配黃連瀉心而除疼佐黃柏滋腎以除渴先其所因也連柏治厥陰陽邪則有餘不足以治陰邪也椒附辛姜大辛之品並舉不但治厥陰陰邪且肝欲散以辛散之也又加桂枝當歸是肝藏血求其所屬也寒熱雜用則氣味不和佐以人参調其中氣以苦酒漬烏梅同氣相求蒸之米下資其穀氣加蜜為丸少與之漸加之緩則治其本也蚘昆蟲也生冷之物遇熱之氣相成故藥亦寒熱互用

且胸中煩而吐蚘則連栢是寒因熱用也蚘得酸則靜得辛則伏得苦則下信為治蟲佳劑久利則虛調其寒熱酸以收之下利自止

徐大椿曰此治久痢之聖方也其能治蚘諸藥之性當於神農本草中細細審辨諸方盡然不復一一具載

呂震名曰此方主治蚘厥其妙處全在米飯和蜜先誘蚘喜及蚘得之而烏梅及酸之味椒姜桂附及細辛之辛黃栢黃連之苦則蚘不堪而伏矣但厥後氣血不免擾亂故加人參當歸奠安氣血此方雖寒熱錯雜但溫藏

之力居多又得烏梅之酸澀以固脫故又主

久利

主晉三曰烏梅漬醋益其酸急瀉厥陰不欲其緩也桂椒辛附姜重用辛熱升達諸陽以辛勝酸又不欲其收斂陰邪也桂枝蜀椒通上焦君火之陽細辛附子啓下焦腎中生陽人參干姜當歸溫中焦脾胃之陽則連柏瀉心滋腎更無亡陽之患而得厥陰之治法矣至於藏厥亦由中土不得陽和之氣一任厥陰肆逆而以酸瀉肝以辛散肝以人參補土緩肝以連柏監制五者之辛熱過於中焦而

二百八六

後分行於足三陰藏厥雖危或得温之散之補之瀉之使其陰陽和平焉有厥而不止乎

章楠曰厥陰篇中用姜附四逆湯各條是少陰病非厥陰也按烏梅丸爲厥陰正治之方也木邪横肆中土必困故以辛熱甘温助脾胃之陽而重用酸以平肝佐苦寒瀉火因木中有相火故也

此方傷寒論辨義在三百四十二條

病人有寒復發汗胃中冷必吐蚘

張璐曰病人素有寒飲復發其汗則大損胸中陽氣胃中寒飲愈逆致蚘不安而上出也

二百八七

後人以理中丸加烏梅治之仍不出仲景之成則耳

朱肱曰先服理中丸次服烏梅丸

傷寒本自寒下醫復吐下之寒格更逆吐下若食入口即吐乾姜黃連黃芩人參湯金鑑立在太陰篇

金鑑曰經論中並無寒下之病亦無寒下之文玩本條下文寒格更逆吐下可知寒下之下字當是格字文義始相屬註家皆釋胃寒下利不但文義不屬且與芩連之藥不合

又曰經曰格則吐逆格者吐逆之病名也朝食暮吐脾寒格也食入即吐胃熱格也本自

寒格謂其人本自有朝食暮吐寒格之病也今病傷寒醫見可吐可下之證遂執成法復因吐下是寒格更逆於吐下也當以理中湯温其太陰加丁香降其寒逆可也若食入口即吐則非寒格乃熱格也當用乾薑人參安胃黄連黄芩降胃火也

俞昌曰本自寒下是其人平素胃寒下利也纔病傷寒即不可妄行吐下與病人舊微溏不可服梔子湯互意若微溏而用梔子則易溏易泄本自寒下而施吐下則吐下更逆其理甚明註家不會其意寒格有因誤施吐下

之寒藥致成格拒也若食入口即吐格拒極矣故用乾姜人參以温補其胃用黄連黄芩之苦以下逆氣而解入裡之熱邪也

尤在涇曰傷寒本自寒下盖即太陰腹滿自利之證醫不知而復吐下裡氣遂虛陰寒益甚胃中之陽被格而上逆脾中之陰被抑而下注得不倍增吐下乎至食入口即吐則逆之甚矣若以寒治逆則寒下轉增或僅投温利則必格拒而不入故以連芩之苦以通寒格參姜之温以復正氣而逐陰邪也

呂震名曰此證係陰格於内拒陽於外以乾

姜開通陰寒芩連泄去陽熱復以人參鼓助胃氣并可助乾姜之辛温衝開陰邪俾格開而吐自止

陳修園曰此言厥陰因吐下而爲格陽證也若湯水不得入口去乾姜加生姜汁少許徐徐呷之此少變古法屢驗

徐大椿曰此屬厥陰條寒格自用乾姜吐下自用芩連因誤治而虛其正氣則用人參分途而治無所不包又各不相礙古方之所以入化也

方有執曰寒格謂藥寒致成格拒也乾姜人

參互治以遏其吐黃連黃芩反佐以通其格也

此條傷寒論辯義第三百六十四條厥陰篇

乾姜黃芩黃連人參湯方

乾姜三兩　黃芩三兩

人參三兩　黃連三兩

右四味以水六升煮取二升去滓分溫再服

柯琴曰傷寒吐下後食入口即吐此寒邪格熱于上焦也雖不痞硬而病本於心故用瀉心之半調其寒熱以至和平去生姜半夏者心下無水氣也不用甘草大棗者嘔不宜甘

二百八八

也

傷寒四五日腹中痛若轉氣下趨少腹者此欲自利也

金鑑曰傷寒四五日邪入太陰之時也腹中痛若不轉氣下趨者屬陽明也今腹中痛轉氣下趨少腹者乃太陰欲作自利之候也此仲景示人不可以諸痛為實而妄議下之意也

方有執曰腹中痛轉氣下趨者裡虛不能守而寒邪下迫也

張路玉曰腹痛亦有屬火者其痛必自下而

上攻若痛自上而下趨者定屬寒痛無疑矣

魏荔彤曰此重在預防下利而非辨寒熱也玩若字欲字可見其辨寒邪者自有别法

周揚俊曰腹中痛又何以知是虛寒若火痛必自下逆攻而上若熱痛必胸結煩滿而實故下氣轉趨知為寒欲利無疑也

唐宗海曰厥陰之寒利皆是肝木挾寒水以侮脾經義最顯明不可牽扯中見之化也再者下趨少腹此中有路道是言從肝膈行油膜中則下至少腹從少腹之油膜以入於大腸則作利矣故內經云肝與大腸通

二百八九

尤在涇曰傷寒四五日正邪氣傳裡之時若腹中痛而滿者熱聚而實將成可下之證茲腹中痛而不滿但時時轉氣下趨少腹者熱不得聚而從下注將成下利之候也而下利有陰陽之分先發熱而後下利者傳經之熱邪內陷此為熱利必有內煩脈數等證不發熱而下利者直中之陰邪下注此為寒利必有厥冷脈微等證要在審問明白也

此條傷寒論輯義第三百六十三條厥陰篇

下利脈沉而遲其人面少赤身有微熱下利清穀者必鬱冒汗出而解病人必微厥所以然者

其面戴陽下虛故也

金鑑曰脉沉而遲下利清穀是裡有陰寒也若其人面有少赤色身有微熱又屬表有陽熱也夫內有裡陰之寒外有表陽之熱則陰得陽化而解者有之但其未解之先病人必鬱冒汗出而後解所以然者面戴之虛陽與下利之虛陰兩相和順故作解也此非在下之陰格在上之陽所以病人雖冒而厥必微必不似不解之冒厥而甚也

俞昌曰下利脉沉遲裡寒也面少赤有微熱是仍兼外邪必從汗解但戴陽之證必見微

厥此中大伏危機其用法當迥異常法矣六經皆有下利之證惟少陰厥陰為難治蓋邪氣入裡利深則必致厥厥深亦必致利故下利一證經於少陰厥陰皆詳言之蓋以傷寒下利則無論少陰厥陰其治法皆可會通也

汪琥曰鬱冒者頭目之際鬱然昏冒乃陽氣能勝寒邪裡陽回而表和順故解汗出而解是陽回裡寒散而營衛和故汗出非攻表而使之汗出也

周揚俊曰下利脈沉而遲正為沉遲而下利也其陰寒內凝審矣寒深於裡則必格陽於

外寒深於下則必格陽於上安得不完穀而出乎則在外之陽難於內復在內之陰難於外解即欲解亦必正與邪爭欝冒良久而後陽得返乎裡陰得汗於表也仲景以為下虛者蓋少陰生木水虛則邪挾肝而妄行遂令火炎戴陽當不與陽明併病例面色赤為陽氣怫欝在表者比也安可不以四逆湯亟驅其陰以復其陽乎

舒詔曰汗出而解四字大誤俞嘉言有曰胃陽發露則能食而為除中腎陽發露則面赤而為戴陽戴陽証為裡陰盛而格陽於上也

此時微陽僅存一綫最忌汗出汗出而陽散矣何得謂汗出而解也

柯琴曰此條脉證皆輕故能自作鬱冒汗出而解面赤為戴陽陽在上也因其戴陽故鬱冒而出汗因其下虛故下利清穀而厥逆熱微厥亦微故面亦少赤此陰陽相等寒熱自和故易愈

尤在涇曰下利清穀脉沉而遲陰在裡在下也面少赤身有微熱陽在上在外也夫陰內陽外而為病者必得陽入陰出而後解而面雖赤而未甚身雖熱而亦微則其陽之發露

者僅十之三而潛藏者尚十之七也藏而能動必當與陰爭爭而未勝則鬱冒爭而既勝則汗出汗出而內伏之陰從外出外出之陽從內入而病乃解矣然此證下虛無氣中土不守惟藉君主之靈以散亡之氣而驅沉伏之陰鬱冒汗出則心君震怒之候也設非下虛之故何至危殆若是然或真陽畢露則必不能與邪爭不爭亦必無幸矣

陳脩園曰此言三陽陽熱在上而在下陰寒之利猶冀其上下相通而得解也

唐宗海曰原文中間者字下必字上當有脱

二百九十

簡故治法遺漏

此條傷寒論輯義第三百七十二條厥陰篇

下利清穀裡寒外熱汗出而厥者通脉四逆湯

金鑑曰此承上條互相具義以出其治也下

清穀裡寒也身有微熱外熱也上條有無汗

怫鬱面赤之表尚可期其冒汗而解此條汗

出而厥則已露亡陽之變矣故主以通脉四

逆湯救陽以勝陰也

方有執曰下利故曰裡寒陰不守也外熱故

汗出陽不固也通脉四逆救表裡通血氣而

復陰陽者也

喻昌曰上條辨證此條用藥互相發明然不但此也少陰病下利清穀面色赤者已用此法矣

吳人駒曰有協熱下利者亦完穀不化乃邪熱不殺穀其别在脉之陰陽虛實之不同

尤在涇曰挾熱下利者傷在太陰之陰中寒清穀者傷在少陰之陽裡寒外熱汗出而厥爲陰内盛而陽外亡之象故於四逆加乾姜一倍以温裡而勝寒邪曰通脉者蓋欲使陽氣内行而厥利俱止耳

徐大椿曰汗出而厥陽有立亡之象

舒詒曰下利清穀裡寒外熱汗出而厥是陰寒盛極而陽格於外也當用真武通脉四逆湯與此相反所幸者外熱尚在陽未盡去如竟不熱其陽絶矣無能為也法以回陽為急非生附子之所能四逆湯且不可用豈可更加葱白以助其散而速亡其陽耶

陳脩園曰穀入於胃藉中土之氣變化而腐以成糟粕猶奉心化赤而為血之義也若寒傷厥陰厥陰之標陰氣盛穀雖入胃不能變化其精微蒸津液而泌糟粕清濁不分以致下利清穀陰盛格陽以致裡寒外熱汗出而

二百一九

厥者與少陰篇之通脉四逆湯證相似亦宜以通脉四逆湯主之啓少陰生陽之氣而通心主之脉

此條傷寒論輯義第三百七十六條（厥陰篇）

下利腹脹滿身体疼痛者先温其裡乃攻其表温裡四逆湯攻表桂枝湯（二方見少陰篇）

金鑑曰此承下條互發其證以明先裡後表之法也下利腹脹滿者裡寒邪也身体疼痛者表寒邪也凡表裡寒邪之證同見總以温裡為急故當先温其裡後攻其表温裡宜四逆湯攻表宜桂枝湯

方有執曰裡虛表實惟其虛也故必先之惟
其實也故可後焉
舒詔曰下利腹脹滿已自陽虛而陰湊矣身
体疼痛者陰邪阻滯經脉也法當助陽理中
温醒脾胃並無太陽表證不可妄用桂枝仲
景必無此法
尤在涇曰此太陰經藏並受寒邪之證下利
腹脹滿裡有寒也身体疼痛表有寒也然必
先温其裡而後攻其表所以然者藏氣不充
則外攻無力陽氣外泄則裡寒轉增自然之
勢也而四逆用生附則寓發散于温補之中

二百九二

桂枝有甘芍則兼固裡于散邪之内用法之精如此

柯琴曰下利是裡寒身痛者是表寒宜溫散裡宜溫補先救裡者治其本也

徐大椿曰下利腹脹滿裡症也身疼痛者表症也此節屬陰症必由誤治而得然既見表症亦宜兼治

此條傷寒論辨厥義第三百七十八條（厥陰篇）

下利清穀不可攻表汗出必脹滿

金鑑曰此詳上條不先救裡而發其表以明太陰少陰同病之證也下利清穀太陰寒邪

已傳少陰即有身痛不可攻表若誤攻其表即使汗出太陽表解寒凝必脹滿矣

陳脩園曰下利清穀藏氣虛寒也當溫其裡不可攻表設誤攻之必汗則表陽外虛裡陰内結故必脹滿經曰藏寒生滿病是也

柯琴曰裡氣大虛不能藏精而為陽之守幸表陽之尚存得以衛外而為固攻之更虛其表汗生於穀汗出陽亡藏寒而生滿病也

尤在涇曰清與圊同即完穀也乃陽不運而穀不化也是當溫養中土不可攻表出汗汗出則陽益虛陽則氣不化故必脹滿此寒中

二百九三

太陰之證非厥陰病也

鈞詒曰下利清穀盡冷之極裡陽孤危慎汗未有不脫者也脹滿亦云幸矣故一切腹痛嘔泄諸症嚴戒不可發汗

魏荔彤曰下利清穀則裡寒可審不先温裡回陽遽發其汗散其邪陽必亡陽亡陰盛腹滿猶小患也必至厥冷不還脉微至絕矣豈非失于温補乎乃預防下利之因也

此條傷寒論輯義第三百七十條 厥陰之病

乾嘔吐涎沫頭痛者吳茱萸湯主之

金鑑曰太陰有吐食而無嘔也少陰有欲吐

不吐欬而嘔也厥陰之厥而嘔嘔而吐蚘也今乾嘔者有聲無物之謂也吐涎沫者清涎冷沫隨嘔而出也此由厥陰之寒上干於胃也三陽有頭痛必兼身熱至于太陰少陰二經皆無頭痛惟厥陰與督脈會於巔故有頭痛而無身熱也此少陽不解傳入厥陰陰邪上逆故嘔而頭痛也吳茱萸湯主之從厥陰本治也

程知曰此言嘔而頭痛者宜溫中而降逆也

張錫駒曰嘔者有聲有物者也吐者吐出其物也故有乾嘔而無乾吐今乾嘔吐涎沫者

涎沫隨嘔而吐出也

俞昌曰厥陰之邪上逆而乾嘔吐涎沫可用吳茱萸湯以下其逆氣若陰邪上逆結而為癰潰出膿血即不可復治其嘔正恐人誤以吳茱萸湯治之耳識此意者用辛凉以開提其膿亦何不可耶

張路玉曰凡用吳茱萸湯有三證一為陽明食穀欲嘔一為少陰吐利手足厥冷煩躁欲死此則乾嘔吐涎沫頭痛經絡證候各殊而治則一者總之下焦濁陰之氣上乘於胸中清陽之界真氣反鬱在下不得安其本位有

時欲上不能但衝動濁氣所以乾嘔吐涎沫也頭痛者厥陰之經與督脉會於巔也食穀欲嘔者濁氣在上也吐利者清氣在下也手足厥冷者陰寒內盛也煩躁欲死者虛陽擾亂也故主吴茱萸湯以茱萸專主開豁胸中逆氣兼人參姜棗以助胃中之清陽共襄祛濁之功由是清陽得以上升而濁陰自必下降矣

尤在涇曰乾嘔吐涎沫者厥陰寒邪上攻陽明也頭痛者諸陽之會以陰邪而得干之其陽不振甚矣故以吴茱萸辛熱入厥陰散寒邪

爲君生姜辛温和胃止嘔吐爲臣人參大棗甘温助正氣養陽氣爲佐也

章楠曰涎出于脾沫出于肺厥陰中相火爲寒邪所激逆冲犯胃而干嘔涎沫不歸脾肺隨氣嘔吐厥陰之脉上巔頂故頭痛也吴茰味苦下肝氣最速而辛温散寒人參姜棗補脾肺以安中肝氣平則頭痛愈中宫和則嘔吐止也

舒詔曰此條多一乾字既吐涎沫何爲乾嘔當是嘔吐涎沫蓋爲陰邪協肝氣上逆則嘔吐涎沫逆而不已上攻頭頂而爲頭痛宜用

吴茱萸湯加砂仁半夏附桂則頭痛與嘔吐涎沫自愈然而頭痛六經皆有詳見六經定法

柯琴曰嘔而無物胃虛可知矣吐惟涎沫胃寒可知又可知矣頭痛者陽氣不足陰寒得以乘之也吴茱萸湯溫中益氣升陽散寒嘔痛盡除矣乾嘔吐涎沫是二證不是並見

徐大椿曰吐涎沫非少陽之乾嘔然亦云乾嘔者謂不兼食穀而亦嘔也頭痛者是陽明之脉上於頭也此胃中有寒飲之症

陳脩園曰此言厥陰陰寒極盛津液為寒氣

二百九
四

絆逆而上故所嘔皆涎沫而無飲食痰飲而且逆行巔頂而作頭痛非吳茱萸湯大劑不能治此劇暴之證方中無治頭痛之藥以頭痛因氣逆上冲止嘔即所以治頭痛也

此條傷寒論輯義第三百八十四條 厥陰篇

嘔而脉弱小便復利身有微熱見厥者難治四逆湯主之

金鑑曰厥陰嘔而脉弱大便多利今小便復利雖身有微熱而又見厥冷是邪既上逆而下焦虛寒不固為陰進陽退之象故為難治以四逆湯主之者急壯其陽也陽回則可望

生矣

方有執曰脉弱雖似邪衰而小便復利則是裡屬虛寒也故曰見厥者难治以身之有微熱故雖厥猶可以四逆湯救其陽使之復也

程知曰言嘔而厥者宜温其下也嘔者邪氣上逆也脉弱小便利虛寒見於下也身有微熱當爲陽邪在表猶見厥逆則為陰盛於裡而微陽有不能自存之憂也

汪琥曰按諸條厥利證皆大便利此條以嘔爲主病獨小便利而見厥前後不能閑鎻用四逆湯以附子散寒下逆氣助命门之火上

以除嘔下以止小便以回厥逆也

柯琴曰嘔而發熱者小柴胡證此脈弱而微熱非相火明矣內無熱故小便利表寒虛故見厥是膈上有寒飲故嘔也傷寒以陽為主陽消陰長故难治

程應旄曰此證有陰無陽上不納而下不固身微熱而見厥為陰寒內逼微陽外越故為難治也法以回陽為急但方中生附當以熟附易之

徐靈胎曰此亦外熱內虛寒之故

此條傷寒論輯義第三百八十三條 厥陰篇

二百九五

純陰無陽證第二

大汗出熱不去內拘急四肢疼又下利厥逆而惡寒者四逆湯主之

金鑑曰通身大汗出熱當去矣熱仍不去而無他證則為邪未盡而不解也今大汗出熱不去而更見拘急肢痛且下利厥逆而惡寒是陽亡於表寒盛於裡也故主四逆湯溫經以散寒回陽以斂汗也

方有執曰大汗出陽虛而表不固也熱不去言邪不除也內拘急四肢疼者亡津液而骨氣不利也下利厥逆惡寒亡陽而陰寒內甚也

也

程知曰言大汗後下利厥逆急宜回陽也大汗出而熱不去正恐真陽飛越若內拘急四肢痛更加下利厥逆惡寒則在裡純是陰寒矣

程應旄曰此證大汗出熱不去何為不在亡陽死證之列不知亡陽由於汗不止而陽亡此證內拘急肢疼是汗已止陽未亡而惡寒故可行溫法也

柯琴曰治之失宜雖大汗出而熱不去惡寒不止表未除也內拘急而下利裡寒已發四

肢疼而厥冷表寒又見矣可知表熱裡寒者
即表寒亡陽者也
尤在涇曰此過汗傷陽病本熱而變為寒之
症大汗出熱不去者邪氣不從汗解而陽氣
反從汗亡也陽氣外亡則寒冷內生內冷則
脉拘急而不舒也四肢者諸陽之本陽虛不
足不能實氣於四肢則為之疼痛也甚至下
利厥逆而惡寒則不特無與內守亦并不為
外護矣故必以四逆湯救陽驅陰為主余謂
傳經之熱久亦成陰者此類是也
徐靈胎曰此條諸症皆屬陰寒固為易辨惟

二百九六

熱不去三字則安知非表邪未盡即惡寒亦安知非太陽未罷之惡寒惟下利厥逆則所謂急當救裡不論其有表無表而扶陽不可緩也

此條辨義第三百五十八條 厥陰篇

大汗若大下利而厥冷者四逆湯主之

金鑑曰大汗出不收者桂枝加附子湯證也大下利利不止者理中加附子湯證也今大汗出又大下利不止而更見厥冷乃陽亡於外寒盛於中非桂枝理中之所能治矣當與四逆湯急回其陽以勝其陰使汗利止而厥

冷還則猶可生也以上三條皆厥陰少陰同病因少陰寒甚故俱從少陰主治也

俞昌曰此證無外熱相錯其為陰寒易明然既云大汗大下則陰津亦亡但此際不得不以救陽為急陽回方可徐救其陰也

詒曰此等有汗之證俱當用熱附而非生附者所宜乃一定而不可易者也

柯琴曰大汗則亡陽大下則亡陰陰陽俱虛故厥冷但利非清穀急溫之陽回而生可望也

徐靈胎曰汗下後而厥冷則虛寒極矣

二百九十七

尤在涇曰此亦陽病誤治而變陰寒之證成氏所謂大汗若大下利表裡雖殊其亡津液損陽氣一也陽虛陰勝則生厥逆雖無裡急下利等證亦先以救陽驅陰為急易曰履霜堅冰至陰盛之戒不可不凜也

此條傷寒論輯義第三百五十九條厥陰篇

傷寒六七日不利便發熱而利其人汗出不止者死有陰無陽故也

金鑑曰傷寒六七日邪傳厥陰之時也厥而不利是陰邪未盛若便發熱尚在不死今六七日不利忽而下利發熱汗出不止者是陰

盛於中而陽亡於外故爲有陰無陽也其死可知矣

方有熱曰發熱而利裡陰内盛也故曰有陰汗出不止表陽外絶也故曰無陽

程知曰言暴下利汗出爲亡陽死證也六七日不利忽發熱而利下至於汗出不止渾是外陽内陰真陽頃刻無存矣

汪琥曰寒中厥陰至六七日當亦厥六七日矣不言厥者省文也厥則當利不利者陽氣未敗猶能與邪相支吾也若至發熱即利者亦當止今則發熱與躁然並至加之汗出不

止則知其熱非陽回而熱乃陽脫而熱故兼下利而汗不止也

張令韶曰厥陰病發熱不死發熱亦有死者有三證一在躁不得卧一在厥不止一在汗出不止

陳脩園曰此言厥陰發熱以汗出不止定其為死證也

喻昌曰六七日不利忽發熱而利渾是外陽內陰之象此中伏有亡陽危機所以仲景早為回護用溫用灸以安其陽若俟汗出不止乃始圖之則無及矣可見邪亂厥陰其生死

二百九八

全關乎少陰也不然厥陰之熱深厥深何反謂之有陰無陽哉

舒詒曰厥利證中皆未言腹痛疑有缺文然未有不腹痛者也

此條傷寒論輯義第三百五十條厥陰全篇

吐利汗出發熱惡寒四肢拘急手足厥冷者四逆湯主之金鑑立霍亂篇輯義同

金鑑曰霍亂吐利汗出發熱惡寒四肢拘急手足厥冷者乃中外皆寒之證也宜四逆湯助陽以勝陰也

方有執曰吐利四肢拘急手足厥冷裡陰盛

也汗出發熱惡寒表陽虛也宜四逆湯中外合救之劑也

程知曰吐利而復汗出陽氣幾於走失矣發熱惡寒爲陽未盡亡四肢拘急手足厥冷不得不用四逆以助陽退陰也又按少陰證云惡寒身踡而利手足厥冷者不治又云下利惡寒而踡臥手足溫者可治此之吐利汗出四肢拘急手足厥冷而用四逆治之者以有發熱一證發熱爲陽未盡亡猶是病人生機故經又曰吐利手足不逆冷反發熱者不死

陳脩園曰此言四逆湯能滋陰液也此證尚

可治者在發熱一證為陽未盡亡滋陰二字不可令張景岳薛立齋李士材馮楚瞻葉天士一流人聞之貫了多少熟地黃地黃炭何首烏之類以誤人也

唐宗海曰此病明是寒症四肢拘急亦是內經所謂諸寒收引也故用四逆以治其寒強詞作逆陰實為支離

徐大椿曰汗下之後陽氣大虛故雖外有微熱而總以扶陽為急大小便俱利則內陽亦盡矣不僅手足逆冷為陽微之驗也

此條傷寒論輯義第三百九十四條霍亂門

二百九
九

既吐且利小便復利而大汗出下利清穀內寒外熱脈微欲絕者四逆湯主之金鑑亦在霍亂篇義同

金鑑曰霍亂之為病既吐且利津液內亡小便當少而無汗今小便復利而汗出下利清穀脈微欲絕者是外之陽虛不能固護內之陰寒獨盛於中內真寒而外假熱也故不用理中而以四逆湯主之也

成無已曰吐利亡津液則小便當少小便復利而大汗出津液不禁陽氣大虛也脈微為亡陽若無外熱但內寒下利清穀為純陰證此以外熱為陽未絕猶可與四逆湯救之

三百

吳人駒曰既吐且利而大汗出則泄路盡開而小便又復利云復利者反不欲其利而為收藏之地也下利清穀內寒外熱且脈微欲絕一綫之微陽挽回誠為不易四逆之施詎可緩乎

此條傷寒論輯義第三百九十五條霍乱门

吐已下斷汗出而厥四肢拘急不解脈微欲絕者通脈四逆加猪胆汁湯主之（金鑑立霍乱门 輯義同）

金鑑曰霍乱吐下已止汗出而厥四肢拘急脈微欲絕者乃中寒盛極阻格陽氣不達于四肢也宜通脈四逆湯加猪胆汁苦入心從

陰以通陽也

成無己曰吐下已斷津液內竭則不當汗出而厥今汗出而厥四肢拘急不解脈微欲絕者陽氣大虛陰氣獨盛也若純與陽藥恐陰為格拒或嘔或躁不得復入也與通脈四逆湯加豬胆汁苦入心而通脈胆寒補肝而和陰引陽藥使不被格拒內經曰微者逆之甚者從之此之謂也

方有執曰已止也下即利也斷絕也言吐利兩皆止絕而又以其餘證之不解者更出其治也

柯琴曰此必有陰盛格陽之證故加胆汁為反佐閱白通證可知

尤在涇曰吐下已止陽氣當復陰邪當解乃汗出而厥四肢拘急而又脉微欲絶則陰無退散之期陽有散亡之象於法為校危矣故於四逆加乾姜一倍以救欲絶之陽而又慮温熱之過反為陰氣所拒而不入故加胆汁之苦寒以為向導之用内經曰盛者從之之之意也

此條傷寒論辨義第三百九十六條霍乱門

通脉四逆加猪膽汁湯

甘草炙二兩　乾姜三兩　附子一枚

猪膽汁半合

右四味以水三升煮取一升二合去滓内猪胆汁分温再服其脉即来無猪胆汁以羊胆代之

徐大椿曰猪胆汁苦滑之極引藥直達下焦也

王晉山曰四逆加膽汁為陽虛陰盛從治之方津液内竭脉微欲絶是亡陰亡陽由於吐下後用四逆先當適脉固中焦胃陽啓下焦元陽但陰甚格拒恐陽藥入中摇梁不伏故

以胆汁苦寒從陰之性引領陽藥從心通脉
先和陰而後復陽
吕震名曰吐已下斷汗出而厥四肢拘急
不解脉微欲絶者通脉四逆加猪胆汁湯主
之被汗出而厥四肢拘急脉微欲絶皆四逆
及通脉四逆固有之證何取乎胆汁之加要
其着眼全在吐已下斷四字盖吐已下斷津
液内竭投通脉四逆純陽之剂正恐格不相
入故藉胆汁導引之力以和陰而復陽也
此方傷寒論輯義在三百九十六條　淺註
釋此方宜參考

惡寒脉微而復利利止亡血也四逆加人參湯主之

金鑑曰利止亡血如何用大熱補藥利止當是利不止亡血當是亡陽

又曰霍亂吐下已止若惡寒脉微而復利利不止者是陽氣虛也宜四逆加人參益其陽補其氣也

林瀾曰霍亂要在審察寒熱而治若果夏月中暑霍亂脉虛小便赤少不可用附子干姜須仔細辨之利止脉微而惡寒乃可用耳又曰中暑霍亂秖宜五苓散加香茹藊荳葛根

姜汁炒黄連之類治之
尤在涇曰惡寒脉緊者寒邪在外也惡寒脉微者陽虛而陰勝也則其利為陰寒而非陽熱其止亦非邪盡而為亾血矣故當與四逆以温裡加人參以補虛益血也按此條本非霍乱證仲景以為霍乱之後多有裡虛不足而當温養者故特隸於此歟
柯琴曰利雖止而惡寒未罷仍宜四逆以其脉微為無血當仍加人參以通之也
徐大椿曰按亡陰即為亡血不必真脫血也
成無已註引金匱玉函曰水竭則無血謂利

止則津液内竭又曰加参以生津液
呂震名曰按亾血即亾津液之謂故加人参
補虚以生津液也
陳蔚曰論云惡寒脉微而復利利止無血也
言霍亂既利而復利其證惡寒脉又微可知
陽氣之虚也然脉證如是利雖止而非真止
知其血已亡也此亡血非脱血之謂即下則
亡陰之義也
此條傷寒論輯義第三百九十一霍亂门

四逆加人参湯方

甘草二兩　附子一枚　乾姜一兩半

三百二

人参一兩
右四味以水三升煮取一升二合去滓分溫
再服
周揚俊曰陰盛陽微四逆在所必用然亡血
則加人參以其能助津液也此正與太陽亡
陽桂枝湯中入人参為新加湯同義也
此方辨義在三百九十一
傷寒五六日不結胸腹濡脉虛復厥者不可下
此為亡血下之死
金鑑曰結胸二字當是大便二字不結胸腹
濡脉虛復厥皆無可下之理而曰不可下何

所謂耶

又曰此承上條詳申不可下之義也傷寒五六日邪至厥陰之時不大便似可下也若腹濡脉虛復厥者此為亡血虛證更不可下也下之則蹈虛虛之而死矣大病汗後產後亡血之家多有此證

張璐曰傷寒五六日邪入厥陰其熱深矣今脉虛而復厥則非熱深當下可比以其亡血傷津大便枯澀恐人誤認五六日熱入陽明之燥結故有不可下之之戒蓋脉虛腹濡知內外無熱厥則陰氣用事即當同亡血例治

若其人陰血更虧於陽或陰中稍挾陽邪不能勝辛熱者又屬當歸四逆證矣

尤在涇曰傷寒五六日邪氣傳裡在上則為結胸在下則為腹滿而實若不結胸腹濡而脉復虛則表裡上下都無結聚其邪為已解矣解則其人不當復厥而反厥者非陽熱深入也乃血不足而不榮於四末也是宜補而不可下下之是虛其虛也玉函云虛者重瀉其氣乃絶故死

柯琴曰其脉空虛此無血也

舒詔曰陽虛則惡寒此條腹濡脉虛復厥者

陽盡而陰盛也何得謂之亾血者陰虛也陰虛當發熱何得復厥其六肯不能自解也

章楠曰五六日邪傳少陰厥陰之期也不結胸腹濡軟者胃腑無實結也脈為血之府脈虛則血虛雖熱深厥深而邪不在腑則不可下矣亡者傷也已為邪熱傷血若再下之必致陰竭而死

程應旄曰傷寒五六日外無陽證內無胸腹證脈虛復厥則虛寒二字人人知之誰復下者誤在肝虛則燥而有閉証寒能凝血故也故曰此為亡血下之死　世多血厥證此亡

三百三

血之厥又不同則夾瘀不夾瘀之分也

此條傷寒論輯義第三百五十一條厥陰全篇

病者手足厥冷言我不結胸小腹滿按之痛者此冷結在膀胱關元也

金鑑曰經曰六日厥陰受之厥陰循陰器絡於肝故煩滿而囊縮邪傳厥陰其人本自有熱必從陽化則煩渴少腹滿而囊縮乃四逆散承氣湯證也若其人本自有寒必從陰化則手足厥冷少腹滿而囊縮乃當歸四逆加吳茱萸湯證也今病者手足厥冷言我不結胸是謂大腹不滿而惟小腹滿按之痛也論中

有少腹滿按之痛小便自利者是血結膀胱
證小便不利者是水結膀胱證手足熱小便
赤濇者是熱結膀胱證此則手足冷小便數
而白知是冷結膀胱證也
成無已曰手足厥不結胸者無熱也小腹滿
按之痛下焦冷結也
程知曰陽邪結于上焦陰邪結于下焦手足
厥冷小腹滿按之痛其為陰邪下結可知此
當用溫用灸關元穴名在臍下三寸為極陰
之位足三陰任脉之會膀胱所居也
程應旄曰發厥雖不結胸而小腹滿實作痛

結則似乎可下然下焦之結多冷不比上焦之結多熱也況手足厥上焦不結惟結膀胱關元之處故曰冷結也

周揚俊曰言我不結知非陽邪不結于陽位也小腹滿按之痛知為陰邪必結於陰位也仲景恐人疑為五苓散及蓄血證故曰此為冷結則用溫灸之法自不待言

俞昌曰陽邪必結于陽陰邪必結于陰故手足逆冷腹滿按之痛者邪不上結于胸其非陽邪可知則其當用溫用灸更可知矣

尤在涇曰手足厥冷原有陰陽虛實之別若

三百四

其人結胸則邪結于上而陽不得通如後所云病人手足厥冷脉乍緊邪結在胸中當須吐之以通其陽者也若不結胸但少腹滿按之痛者則是陰冷內結元陽不振病在膀胱關元之間必以甘辛溫藥四逆白通之屬以救陽而驅陰邪也

此條傷寒論輯義第三百四十四條（厥陰篇）

傷寒六七日脉微手足厥冷煩躁灸厥陰厥不還者死

金鑑曰此詳申厥陰藏厥之重證也傷寒六七日脉微手足厥冷煩躁者是厥陰陰邪之

重病也若不圖之於早為陰消陽長之計必至於陰氣寖寖而盛厥冷日深煩躁者亦日深雖用茱萸附子四逆等湯恐不及事惟當灸厥陰以通其陽如手足厥冷過時不還是陽已亡也故死

方有執曰灸所以通陽陽不回故主死也

程知曰六七日為邪傳厥陰之時脉微而厥未是危證危在煩躁為微陽外露耳

程應旄曰脉微厥冷而煩躁是前條中所引藏厥之證六七日前無是也

汪琥曰煩躁者陽虛而爭乃藏中之真陽欲

脫而神氣爲之浮越故作煩躁可灸太衝穴以太衝二穴爲足厥陰脉之所注穴在足大指下後二寸或一寸半陷中可灸三壯

章楠曰人身陽氣勝則發熱而邪出於陽陽氣虛則發厥冷而邪陷于陰故厥少熱多則生厥多熱少則死脉微厥冷邪已深陷元氣不勝邪氣則煩躁亦如藏厥膚冷之躁也

柯琴曰厥陰肝脉也應春生之氣故灸其五俞而陽可回也

尤在涇曰傷寒五六日陽氣當復陰邪當解之時乃脉不浮而微手足不煩而厥冷是陰

三百五

氣反進而陽氣反退也傳經之邪至厥陰者陰氣不絶則不死死直中之邪入厥陰者陽氣不復則不生也

陳修園曰此言上下火水不交而死也言厥陰之病但見少陰之死證以少陰為厥陰之母乙癸同源窮則反本之義也

此條傷寒論輯義第三百四七條 厥陰篇

下利手足厥冷無脉者灸之不溫若脉不還反微喘者死

金鑑曰下利手足厥冷無脉者有陰無陽也雖用附子四逆輩恐陽不能急回宜急灸厥

陰以通其陽若脉還手足温者生脉不還手足不温反微喘者乃無氣以續之喘是陽氣上脫也故主死

方有執曰其喘必息短而聲不續乃陽氣衰絶也

程知曰少陰下利厥逆無脉服白通湯脉暴出者死微續者生厥陰下利厥逆脉絶用灸法晬時脉還者生不還者死可見求陽氣者非徒求之於無何有之鄉也必兩腎之中有幾微可續然後可藉温灸為鸞膠耳

尤在涇曰下利而至厥冷無脉陽氣將竭而

三百六

死矣

此條傷寒論輯義第三百六七條 厥陰全篇

下利後脉絶手足厥冷晬時脉還手足温者生脉不還者死

程郊倩曰夫下利陽脱不脱全憑乎脉灸之後還不還只晬時而生死判矣奈何不求生于早哉 陽氣根于脉脉不還手足断無温理

柯琴曰此不嘔不煩不須反佐而服白通外灸少陰及丹田氣海或可救于萬一

舒詔曰晬時週十二時也

三百七

此條傷寒論輯義第三百七十四條

傷寒發熱下利厥逆躁不得卧者死傷寒發熱下利至甚厥不止者死

金鑑曰傷寒發熱下利而厥反煩躁不得卧者乃寒盛于中孤陽擾乱也或發熱下利至甚厥逆不止即不煩躁亦為表陽外散裡陽内脱故均以死也

成無已曰傷寒發熱邪在表也下利厥逆陽氣虚也躁不卧病勝藏也故死金匱要略云六府氣絶於外者手足寒五藏氣絶於内者下利不禁傷寒發熱為邪獨甚下利至甚厥

不止為府藏氣絶故死

程知曰厥陰病但發熱即不死以發熱則邪出於表而裡證自除若外發熱而內厥逆下利不止且至煩躁不解則發熱又為陽氣外散之候而主死矣

張璐曰躁不得臥腎中陽氣越絶之象也大抵下利而手足厥冷者皆為危候以四肢為諸陽之本故也加以發熱躁不得臥不但虛陽發露而真陽亦已消盡無餘矣安得不死乎

舒詔曰此條厥為真寒熱為假熱蓋假熱者

由裡陰勝而陽隔于外也若有假熱真陽尚在雖設可以指之即至縱兼下利而猶可治也若加之以躁不得卧則陰竭矣不死何待

尤在涇曰傷寒發熱下利厥逆者邪氣從外之內而盛于內也至躁不得卧則陽氣有亡亡之象故死此傳經之邪陰氣先竭而陽氣後絶者也又發熱甚下利厥逆證與上同而下利至甚則陰欲亡厥逆不止則陽亦傷雖不躁猶死也此亦傳經之邪陰先竭而陽後絶者也

周揚俊曰厥利止而發熱為陽復若仍厥利

三百八

者為陽脱也陽既絶則雖不煩躁而亦主死也腎藏主藏神氣躁不得卧為腎氣絶何賴以生乎

此條傷寒論輯義分為二條第三百四十九條

發熱而厥七日下利者為难治

金鑑曰發熱而厥至七日若厥回利止則可以自解矣今發熱而厥至七日下利不止者為難治也前條有陰無陽故主死此條陰盛而陽不復故為難治也

方有執曰厥七日而下利陰盛而陽不復也

張璐曰厥利與熱不兩存之勢也發熱而厥

七日是熱厥利者自厥利陰陽兩造其偏漫無相協之期故難未見煩躁已為難治蓋治其熱則愈厥利治其厥利則愈熱不至陰陽兩絶不止耳

舒詔曰發熱而厥並不下利乃陽厥證也復見下利其厥通矣何為難治若陰厥必厥利先見而後𠊓陽于外熱發而厥利轉加斯為难治然此發熱又非陽復者比若發熱而陽復厥利必自止原文未清其緒亦并辨之

尤在涇曰發熱而厥者身發熱而手足厥病屬陽而裡適虛也至七日正漸復而邪欲退

三百九

則當厥先已而熱後除乃厥熱如故而反加下利是正不復而裡益虛矣夫病非傳寒則不可以辛甘溫其裡而內虛不足復不可以苦寒堅其下此其所以為难治也

柯琴曰發于陽者當七日愈今厥不止而反下利恐為除中故难治若躁煩而能食尚為熱厥利耳

此條傷寒論輯義第三百五十二條 厥陰篇

傷寒脈遲六七日而反與黃芩湯徹其熱脈遲為寒今與黃芩湯復除其熱腹中應冷當不能食今反能食此名除中必死

厥陰全篇

金鑑曰按傷寒脉遲六七日之下當有厥而下利四字若無此四字則非除中證矣有此四字始與下文反與黄芩湯之義相屬

又曰傷寒脉數六七日厥而下利熱厥下利也當與黄芩湯徹其熱今傷寒脉遲六七日厥而下利寒厥下利也當以理中湯温其寒而反與黄芩湯復除其熱腹中應冷當不能食今反能食此名除中乃胃氣將絶求食以救終無補于胃也故曰必死

方有執曰除者言不順也黄芩湯寒藥也徹亦除也應亦當也反能食者胃欲絶引食以自

救也中以胃言死謂萬物無土不生也
程知曰言脉遲為寒不宜更以寒藥以致有除中之變也中氣為陰寒革除則胃中無根之陽氣將欲盡除而求救于食故為死證
章楠曰傷寒六七日邪入厥陰脉遲者本体虛寒須用温通如當歸四逆等法而反與黄芩湯除熱邪熱除而腹中冷當不能食今反能食者以中氣消除求食以濟故名除中為死證也
俞昌曰除者去也與除夕之義同
舒詔曰此誤用黄芩湯致變除中也可見若

寒之藥最能殺人世之妄用黄芩者其亦知以此為鑒乎

尤在涇曰脉數為熱脉遲為寒診家之大要也熱者清之寒者温之醫家之大法也乃傷寒脉遲至六七日而不發其為寒無疑矣而反與黄芩湯復除其熱是以寒益寒也于是陽氣消亡陰寒獨勝法當腹中冷而不能食今反能食者非胃氣盛也胃中之陽發露無餘其盡可立而待也

程郊倩曰此證急用烏梅丸尚有可温一法以之破陰而行陽也　厥有下法而戒用黄芩

芩者何也下中有潤法從陽達陰黄芩陰寒而燥助水滅火陰經屬燥邪而無實熱者切忌。厥陰之有消渴除中同一病機皆下寒而上熱也胃氣在則為消渴胃氣亡則為除中

劉元素曰除者除去也與除夕之義同大脉遲為寒胃中真陽已薄不可更與寒藥蓋胃煖乃能納食今胃冷而反能食則是胃之真陽發露無餘而胃氣亦必漸去而不能久存故必死腹中即胃中也

魏荔彤曰此為陽虚陰寒家立法見厥陰一

症原寒熱雜合其盈虛消息之机全在臨時斟酌為陽氣盛熱有餘則越之散之甚且涼之下之為陰氣盛熱不足則升之舉之甚且溫之補之俱难一以為治也此固為厥陰傳經之邪言之而不止此也傷寒中何經不然雜病中何症不然故此條俱未嘗指厥陰也學者可不察乎

徐大椿曰此病無治法

此條傷寒論輯義第三百三十七條厥陰篇

陰陽錯雜證第三

三百十

下利脉大者虛也以其強下之故也設脉浮革

三百一十

因爾腸鳴者屬當歸四逆湯主之（金鑑文在不可下病篇）

金鑑曰下利脉大裡虛也以其不當下而强下之故也設脉浮革者謂脉浮大按之空虛表急裡虛因爾腸鳴屬當歸四逆湯和其表而温其裡也

成無巳曰浮為虛革為寒寒虛相搏則腸鳴與當歸四逆湯

徐大椿曰凡症虛而脉反大者皆元氣不固也辨脉法篇云脉弦而大弦則為減大則為芤減則為寒芤則為虛虛寒相搏此名為革

手足厥寒脉細欲絶者當歸四逆湯主之若其

人內有久寒者宜當歸四逆加吳茱萸生姜湯主之

金鑑曰此詳申厥陰藏厥之輕證也手足厥寒脉細欲絕者厥陰陰邪寒化之脉證也然不適身膚冷亦不躁無暫安時者則非陽虛陰盛之比故不用姜附等輩而用當歸四逆湯和厥陰以散寒邪調榮衛以通陽氣也若其人內有久寒者宜當歸四逆湯加吳茱萸生姜以直走厥陰溫而散之也

程知曰不用姜附者以證無下利不屬純陰也蓋脉絕欲絕之人姜附亦足以劫其陰故

不惟不輕用下且亦不輕用温也

鄭重光曰手足厥冷脉細欲絶是厥陰傷寒之外證當歸四逆湯是厥陰傷寒之表藥也

章楠曰手足厥寒脉細欲絶者厥陰氣血兩虛故主以當歸四逆養血以通經脉若内有久寒再加吳茱萸生姜辛温散寒盖肝以酸為体以辛為用也若少陰手足厥寒脉細欲絶必兼下利以腎為関闗開不固也必用姜附四逆等湯若厥陰屬木而挾相火其下利由邪熱下迫或寒熱錯雜致陽明不闔故熱利用白頭翁湯寒熱錯雜者烏梅丸寒多者

加吳茱萸生姜足矣若過用大熱反助相火以焚木也柯韻伯不明此理言既名四逆湯豈得無姜附吳萸配附子生姜佐干姜久寒方能去而不知少陰寒厥方用姜附四逆湯其熱厥用四逆散又豈可用姜附乎其四逆雖同而有寒熱不同豈必用姜附方可名四逆湯乎何不思之甚哉且如同名承氣而有大小調胃之不同同名瀉心而有五方之各異法隨病變因宜而施者也

尤在涇曰手足厥寒脉微欲絕者陽之虛也宜四逆輩脉細欲絕者血虛不能溫于四末

並不能榮於脉中也夫脉為血之府而陽為陰之先故欲續其脉必益其血欲益其血必温其經方用當歸芍藥之潤以滋之甘草大棗之甘以養之桂枝細辛之温以行之而尤藉通草之入經通脉以續其絶而止其厥若其人內有久寒者必加吳茱萸生姜之辛以散之而尤藉清酒之濡經浹脉以散其久伏之寒也

舒詔曰手足厥寒者陽微陰盛也脉細欲絶者元氣內虛也法宜參芪桂附以補元陽豈可誤用當歸芍藥更滋其陰桂枝細辛愈傷

其陽乎此皆後人爲撰
喻昌曰前條之脉虛此條之脉細互見其義
虛細總爲無血不但不可用下并不可温
周揚俊曰經言亡血文言必使血總以肝爲
藏血之藏凡病之深入厥陰者未有不傷血
分者也經曰脉綿綿如瀉漆之絶者亡其血
也血傷則脉細傷之甚則細之甚而至於欲
絶此非必吐衄下血而後如此也血爲邪傷
榮氣不流則亦見衰息之象如此
程郊倩曰且血虛停寒不特不可下也兼亦
難用温蓋虛寒附之燥也須以温經而兼潤

和陽益陰為治，故在厥陰經，逆手足厥冷脉細欲絕者，寒虛兼燥為多，當歸四逆湯主之，即此可該亡血之治也。內有大寒者加吳茱萸生姜，降而散之，即此可該治冷結膀胱之治也。又曰少陰所主者氣，厥則為寒，當納火歸腎。厥陰所主者血，厥則為虛，當溫經復榮，此大法也。

柯琴曰：此條證為在裡，當是四逆本方加當歸，如茯苓四逆之例。若反用桂枝湯攻表，誤矣。既名四逆湯，豈得無姜附。

徐靈胎曰：此四逆乃太陽傳經之邪，而表症

猶未罷因陽氣已虛故用桂枝湯加當歸和血細辛溫散以和表裡之陽也内有久寒指平素言必從問而得之或另有現症乃為可據吳萸溫中散寒其性更烈○按前四逆諸法皆主於溫此二方則溫中兼通陽和陰之法

此條傷寒論辯義第三百五十五六二條厥陰上篇

當歸四逆湯方

當歸三兩　桂枝三兩　芍藥三兩

細辛三兩　通草二兩　甘草二兩炙

大棗廿五枚

右七味以水八升煮取三升去滓温服一升日三服

當歸四逆加吳茱萸生薑湯方

於前方内加吳茱萸半升生姜三兩

右九味以水六升清酒六升和煮取五升去滓温分五服一方水酒各四升

金鑑曰凡厥陰病必脉細而厥以厥陰為三陰之盡陰盡陽生若受邪則陰陽之氣不相順接故脉細而厥也然相火寄居於厥陰之藏經雖寒而藏不寒故先厥者後必發熱也故傷寒初起見手足厥冷脉細欲絶者皆不

得遽認為虛寒而用姜附也此方取桂枝湯君以當歸者厥陰主肝為血室也佐細辛味極辛能達三陰外温經而内温臟通草性極通能利關節内通竅而外通營倍加大棗即建中加飴用甘之法減去生姜恐辛過甚而迅散也肝之志苦急肝之神欲散甘辛並舉則志遂而神悅未有厥陰神志遂悅而脉細不出手足不温也不須參苓之補不用姜附之峻者厥陰厥逆與太陰少陰不同治也若其人内有久寒非辛温甘緩之品所能兼治則加呉茱生姜之辛熱更用酒煎佐細辛直

通厥陰之藏以散内外之寒是又救厥陰内外兩傷於寒之法也

呂震名曰此方為亡血家設法亡血家四逆有脉細欲絶者血虛不能榮於外也有脉浮革者血虛不能固於中也同為當歸四逆湯主治内有久寒不用乾姜附子者總因亡血家慮其劫陰召變但加生姜温中散寒而復以清酒和之則陰陽和而手足自温

唐宗海曰此因脉細知其寒在血分不在氣分故不用姜附而但用桂辛以温血也羅氏杜說相火謂雖厥冷脉細不得遽認為寒然

試問當歸四逆湯非治寒而何

汪昂曰四逆之名多矣而有因寒因熱之不同此則因風寒中血脉而逆故以當歸細辛血中之氣藥為君通脉散逆必先去血中之邪故以桂枝散太陽血分之風細辛散少陰血分之寒為輔求有榮衛不和而脉能通者故以芍藥甘草大棗調和榮衛通草利九竅通血脉關節諸藥藉之以破阻滯而厥寒散矣　周揚俊曰四逆湯全從回陽起見四逆散全從解表裡起見當歸四逆全從養血通脉起見不欲入辛熱之味恐劫其陰也至其

人素有沉寒積冷苟無熱藥不能鼓舞正氣不能迅掃寒邪然不用甘草附子而必取吳萸一味者正見聖人隨經合宜之制蓋少陰藏中重在真陽陽不回則邪不去厥陰藏中職司藏血不養血則脉不起即遇久寒之人亦不用乾姜附子止用吳茱之走肝者自上而下用生姜之辛散者自內達外足矣設用附子豈不疾走少陰欲其上傳于肝豈非多一番周折乎

費伯雄曰厥陰為藏血之經故當歸四逆湯以和榮為主加桂枝細辛以和衛榮衛和則

三百二十

厥自觧矣雖有寒而不加姜附者恐燥烈太過劫陰耗血也

傷寒脉促手足厥冷者可灸之

金鑑曰傷寒陰證見陽脉者雖困無害無甯俟之也今傷寒脉促手足厥逆而曰可灸之者蓋以欲温則有陽脉之疑欲清則有陰厥之疑也夫證脉無寒熱之確據設以促之一陽脉清之惟恐有誤於脉或以厥之一陰證温之又恐有誤於證故設兩可之灸法斯通陽而不助熱回厥而不傷陰也

喻昌曰傷寒脉促則陽氣跼蹐可知更加手

足厥逆其陽必為陰所格拒而不能返故宜
灸以通陽也
張路玉曰手足厥逆本當用四逆湯以其脉
促知為陽氣內阻而非陽虛故但用灸以通
其陽不用溫經以助陽也
程郊倩曰諸四逆諸厥之不一其中多有伏
陽鬱熱所致然總屬厥陰主事可以隨證立
法定方且不可下也脉促而厥此乃陰盛覆
陽之厥也灸之使溫從膚入則陽向表宣也
舍脉從症之治
柯琴曰促為陽脉亦有陽虛而促者亦有陰

三百三十

盛而促者要知促與結皆代之互文皆是虛
脉火氣雖微內攻有力故灸之
尤在涇曰脉陽盛則促陰盛則結手足厥逆
而脉促者非陽之盛乃陽之鬱而不通也灸
之所以引陽外出若厥而脉微者則必更以
四逆湯温之豈特灸之哉
章楠曰脉數而歇止無定數者名促此陽氣
為邪所鬱不得循度而手足厥冷也
傷寒論輯義第三百五十三條厥陰篇
諸四逆厥者不可下之虛家亦然凡厥者陰陽
氣不相順接便為厥厥者手足逆冷是也

金鑑曰此詳諸條致厥之由慎不可下也盖厥雖陰經俱有然所屬者厥陰也故厥陰一病不問寒熱皆有厥若無厥則非厥陰也太陰寒微故手足溫而無厥冷少陰寒甚故有寒厥而無熱厥厥陰陰極生陽故寒熱兩厥均有之也凡厥者謂陰陽寒熱之厥也陰陽不相順接者謂陰陽之氣不相順接交通也不相順接交通則陽自陽而為熱陰自陰而為寒即為厥病也厥者之證手足逆冷也諸四逆厥者謂諸病厥冷者也然厥病陰陽已不相順接交通慎不可下虛家見厥尤不可

下故曰虛家亦然也

成無已曰手之三陽三陰相接于手之十指足之三陰三陽相接於足之十指陽氣內陷不與陰相順接故手足為之厥冷也

喻昌曰厥陰證仲景總不欲下無非欲邪還於表使陰從陽解也此但舉最不可下之二端以嚴其戒

章楠曰凡厥逆者必關涉厥陰不可下也如少陰病初起即厥為寒厥也用姜附四逆湯若邪由陽經傳入少陰者必經多日而厥為熱厥也用四逆散若厥陰之邪寒熱錯雜少

陰之厥不同而治亦異盖少陰熱厥且不可下況厥陰寒熱錯雜者更不可下也其虛而厥者亦然

尤在涇曰按成氏曰四逆四肢不温也厥者手足冷也然本篇云厥者手足逆冷是也又云傷寒脉促手足厥逆者可灸之其他凡言厥逆之處不一則四逆與厥本無分别特其病有陰陽之異也此條但言陰寒厥逆法當温散温養之故云不可下之前條云厥應下之者則言邪熱内陥之厥逆也學者辨之虛家体虛不足之人也雖非四逆與厥亦不可

下之經云毋實實毋虛虛而遺人夭殃此之謂也

舒詔曰逆者不順也四肢以溫和為順不溫和者為逆也故四肢作冷謂之逆者冷過膝肘謂之厥者故曰厥者四逆之極也此條為陰厥故不可下後條之厥應下者陽厥故厥有陰厥陽厥不可不別

柯琴曰手足六經之脉皆自陰傳陽自陽傳陰陰氣勝則陽不達于四肢故為寒厥熱厥者有可下之理寒厥為虛則宜溫補

程郊倩曰人惟陽得下行以接乎陰則陰中

有陽而無厥證惟陰得上行以接乎陽則陽中有陰而無發熱證今之所云厥者心肺之陽秖主其陽於上肝腎之陰秖主其陰於下兩者不和各行其道故發厥逆也但視其勝復以為寒熱發熱為陽厥逆為陰不言發熱單言厥者厥為重也 厥陰為寒藏是厥字源頭朮中有火是熱字源頭為厥為熱總此經氣為變現 陰陽不相順接之厥如內經云陰陽異位更實更虛更逆更從之謂也手足逆冷之厥經曰氣困於中陽氣衰不能滲營其經絡陽氣日損陰氣獨在之謂至於厥

有寒熱者經曰陽氣衰于下則為寒陰氣衰于下則為熱此之謂也諸四逆厥者經云氣多少逆皆為厥之謂也

璿按厥逆之症前人論之詳矣厥者逆也氣逆則亂故忽為眩仆脫絕是為名厥忽不知人重則即死最為急候此內經厥論篇所言厥逆也今仲景所言寒熱為厥厥者逆冷也可知仲景所言厥逆以辨傷寒之寒熱耳與內經之厥有別不可不晰類而觀之雖然厥逆有雜病暴厥有傷寒厥逆手足逆冷之殊總屬陽氣衰微腎氣不

衛所致也觀靈樞本神篇曰腎氣虛則厥下虛則厥蓋可知也無論傷寒厥逆卒病厥逆於屬難治治之無功矣扁鵲難經曰病若譫言妄語身當有熱脉當洪大而反手足厥逆脉沉細而微者死也蓋知越人言厥逆與仲景言厥逆針鋒相對內經言厥逆乃暴病厥卒其源雖異其旨則同也厥有氣厥血厥痰厥酒厥藏厥蚘厥色厥等景岳全書有載當考又余珍藏圖書集成醫部全錄厥門最詳備宜參之

此條傷寒論輯義第三百三十四四十一條

三百十四

傷寒熱少厥微指頭寒默默不欲食煩躁數日小便利色白者此熱除也欲得食其病為愈若厥而嘔胸脇煩滿者其後必便血

金鑑曰傷寒熱少厥微所以手足不冷而但指頭寒寒邪淺也默默陰也煩躁陽也不欲食胃不和也此厥陰陰陽錯雜之輕病即論中熱微厥亦微之證也若數日小便利其色白者此邪熱已去也欲得食其胃已和也熱去胃和陰陽自平所以其病為愈也若小便不利而色赤厥不微而甚不惟默默而且煩不但不欲食更嘔而胸脇滿此熱未除而且

深也即論中厥深熱亦深之證也熱深不除久持陰分後必便血也所謂数日者猶曰連日也

王肯堂曰設未欲食宜乾姜甘草湯嘔而胸脇煩満者少陽證也少陽與厥陰為表裡邪干其府故嘔而胸脇煩満肝主血故後必便血

方有執曰熱少厥微邪淺也所以手足不冷而但指頭微寒默默謂無言也不欲食厥陰脉挟胃貫膈布胸中脇肋也便血肝不納陰邪必走下竅也

林瀾曰於熱厥言指頭寒厥微者言手足寒甚者四逆厥逆輕重淺深當細味之

汪琥曰按此條論仲景無治法郭雍云熱不除而便血可用犀角地黄湯

程郊倩曰熱既少厥微而僅指頭寒雖屬熱厥之輕者然熱與厥並現實與首條厥微熱亦微者同屬熱厥之例故陰陽勝復难以揣摩但以嘿嘿不欲食煩燥定為陽勝不欲食似屬寒以煩躁知其熱小便利色白欲得食定為陰復蓋陰陽不甚在熱厥上顯出者若此證熱雖少而厥則不僅指頭寒且不但默

默不欲食而加之嘔不但煩燥而加之脇胸滿則自是厥深熱亦深之證也除當不能自復必須下之而以破陽行陰為事矣苟不知此而議救於便血之後不亦晚乎○此條下半截曰小便利色白則上半截小便短赤可知是題中二眼目嘿嘿不欲食欲得食是二眼目胸脇滿煩躁與熱除是二眼目熱字包有煩躁等證非專指發熱之熱也○厥而嘔胸脇煩滿陽逆而上也其後便血陽折而下也勝在陽復亦在陽

周揚俊曰肝藏受傷血因熱去勢不至於便

血不止也
尤在經曰默默不欲食煩燥邪欲傳裡也厥陰之脉挾胃上膈布脇肋若其邪不解淫溢厥陰之位則為厥而嘔為胸脇煩滿也凡病上行極者必下行主血而病為熱血為熱迫注泄于下則其後必便血也
舒詔曰經云熱微者厥亦微此言熱少厥微但指頭寒乃陽厥證之最輕者也然熱雖微中州未免受困故默默不欲食也煩躁者陰氣為微陽所擾也數日二字宜玩恐有證變不可因熱微而忽之此厥應下之之法所有

事于此數日內矣若無變證但見小便利是陰復而津液得回故曰此熱除也欲得食對不欲食看故病愈若更加之嘔與脇胸煩滿者則陽過勝微陰安得復乎是以小便短而色赤此熱未除也厥應下之之法既失之于數日之前而此時不可再失矣急當行之以破陽而行陰所全非小豈可生視其逼迫微陰而便膿血乎

章楠曰厥熱雖微而嘔胸脇煩滿者邪熱入于血分也熱皆微後必便血其小便白者熱不在氣分也

三百十五

柯琴曰凡能食不嘔是三陰不受邪也熱深
厥深不早治之致熱傷陰絡其後必便血也
此少陽半表半裡症微者小柴胡和之深者
大柴胡下之
此條傷寒論輯義第三百四十三條 厥陰篇
下利寸脉反浮數尺中自濇者必清膿血 周同
金鑑曰厥陰熱利寸脉當沉數今寸脉反浮
數是熱在外而不在内也尺中自濇者是在
外之熱不解乘下利入裡傷及其陰熱與血
瘀必圊膿血也
俞昌曰脉見浮數若是邪還于表則尺脉自

濇乃熱邪搏結于陰分雖寸口得陽脈究竟陰邪必走下竅而便膿血也

汪琥曰此條乃下利變膿血之候也熱利而得數脈非反也得浮脈則為反也此條論無治法宜以仲景黃芩湯代之

章楠曰下利則氣陷脈必沉而寸脈反浮數者以熱傳于腸小腸主血故必便膿血熱氣上炎故寸脈浮數瘀結下焦故尺中自濇也內經難經皆以二腸之脈候于寸故邪熱在腸寸脈浮數也

舒詔曰關前為陽寸脈浮數陽盛可知關後

為陰尺中自濇陰虧可知今以陽熱有餘逼
迫微陰所以先圊血也
周揚俊曰陰證陽脉病家最幸今云反浮數
雖則下利安知不轉出陽分有汗而解然合
尺中自濇觀之則精血受傷正氣難復不能
作汗況陽邪正熾勢必下陷而內入傷陰不
至圊血不已也
唐宗海曰便膿血者即今之痢証也備考金
匱傷寒皆是痢症皆屬厥陰經蓋厥陰包絡
主血脉包絡熱甚則血脉傷厥陰肝經主風
氣風火交煽血化為膿而肝又主疏泄疏泄

之利太過則迫注下利若大腸中之金氣不收濇則不後重如金氣收澁則利而不快故後重凡痢多發于秋皆金木不和故乘金令而發痢也　愚按唐宗翁論下利膿血即今之痢症深得仲景之心法故余治赤痢後重不與熱傷厥陰金氣收斂用仲景白頭翁或黃芩湯黃連阿膠湯加白芍以開肺黑山梔以屈曲下行而行大腸之熱閉再佐生香附以通六腑之氣地榆以凉血若白痢泄瀉不在此例故仲景云病人舊有微溏不可用梔子豉湯即此意也

三百六十

此條傷寒論輯義第三百六十九條厥陰篇
傷寒發熱四日厥反三日復熱四日厥少熱多
其病當愈四日至七日熱不除者其後必便清
血傷寒厥四日熱反三日復厥五日其病為進
寒多熱少陽氣退故為進也
金鑑曰傷寒邪在厥陰陽邪則發熱陰邪則
厥寒陰陽錯雜互相勝復故或厥或熱也傷
寒發熱四日厥亦四日是相勝也今反三日
復熱四日是熱多厥少陽勝陰退故其病當愈
也當愈不愈熱仍不止則熱鬱于陰分其後
必便膿血也若厥九日熱反三日則厥多熱

少陰勝陽退故為病進也

程知曰此即厥熱往復之機知陰陽進退之義明厥證所重在陽則厥陰之大旨昭然矣

張路玉曰太陽以惡寒發熱為病進恐其邪氣傳裡也厥陰以厥少熱多為病退喜其陰盡陽復也

程郊倩曰厥陰少陽一藏一府少陽在三陽為盡陽盡則陰生故有寒熱之往來厥陰在三陰為盡陰盡則陽生故有厥熱之勝復凡遇此證不必論其來自三陽起自三陰祗論厥與熱之多少厥少知為陽勝陽勝病當愈

厥多熱少知為陰勝病日進熱在後而不退則為陽過勝過勝而陰不能復遂有便血諸熱證厥在後而不退則為陰過勝過勝而陽不能復遂有亡陽諸死證所以調停二者治法須合乎陰陽進退之機陽勝宜下陰勝宜温若不圖之於早坐令陰竭陽亡其死必矣

吳人駒曰内經言人之傷于寒也則為病熱熱雖甚不死是傷寒以熱為貴也然熱不及者病太過者亦病此二節論傷寒熱之多少以明不可太過與不及也

尤在涇曰要之熱已而厥者傳經之證慮其

三百七十

陽邪遞深也厥已而熱者直中之證處其陽氣不振也故傳經之厥熱以邪氣之出入言直中之厥熱以陰陽之勝復言病證則同而其故有不同如此學者能辨乎此則庶幾矣

此條傷寒論輯義第三百四十五（六）條

傷寒始發熱六日厥反九日而利凡厥利者當不能食今反能食者恐為除中食以索餅不發熱者知胃氣尚在必愈恐暴熱來出而復去也後三日脉之其熱續在者期之旦日夜半愈所以然者本發熱六日厥反九日復發熱三日並前六日亦為九日與厥相應故期之旦日夜半愈

後三日脉之而脉數其熱不罷者此為熱氣有餘必發癰膿也

金鑑曰按不發熱者之不字當是若字若是不字即是除中何以下接恐暴熱來出而復去之文也

又曰熱而不厥為陽厥而不熱為陰傷寒始發熱六日至七日仍發熱而不厥者是陽來復當自愈也今厥九日較熱多是陰勝陽故下利也凡厥利者中必寒當不能食今反能食恐是陰邪除去胃中陽氣而為除中之病也恐者疑而未定之辭也故以索餅試之食

後不發熱則為除中若發熱知胃氣尚在則非除中可必愈也若食後雖暴發熱恐熱暫出而復去仍是除中故必俟之三日其熱續在不去與厥相應始可期之旦日夜半愈也若俟之三日後雖熱不罷而亦不愈且脈猶數者此為熱氣有餘留連榮衛必發癰膿也方有執曰食飼也索常也謂以素常所食之餅飼之也一說無肉曰索謂不令犯食禁也旦日明日平旦朝而陽長之時也夜半陰盡陽生之時也數以候熱癰膿者厥陰主血血熱久持則壅瘀壅瘀則腐化故可必也

三百卜八

奚人駒曰除者去也中者中氣也乃中氣除去欲引食自救也

柯琴曰便膿血是陽邪下注于陰竅發癰膿陽邪外溢于形身俗所云傷寒留毒是也

舒詔曰必發癰膿者以陽邪過勝逼迫其陰蒸為敗濁故吐膿血非外生癰毒之謂也

此條傷寒論輯義第三百三十七條（厥陰篇）

傷寒厥而心下悸者宜先治水當與茯苓甘草湯却治其厥不爾水漬入胃必作利也

金鑑曰按厥而心下悸者之下當有以飲水多四字若無此四字乃陰盛之厥悸非停水

之厥悸矣何以即知是水而曰宜先治水耶又曰傷寒厥而心下悸者不渴引飲乃陰盛之厥悸也若以飲水多乃停水之厥悸也故宜先治水却治其厥當與茯苓甘草湯即桂枝甘草湯加茯苓生姜也桂枝甘草補陽虚也佐生薑外散寒邪則厥可回矣君茯苓内輸水道則悸可安矣此先水後厥之治也蓋停水者必小便不利若不如是治之則所停之水漬入胃中必作利也　按傷寒太陽篇汗出表未和小便不利此條傷寒表未解厥而心下悸二證皆用茯苓甘草湯者蓋因二

者見證雖不同而裡無熱表未和停水則同也故一用之諧和榮衛以利水一用之觧表通陽以利水無不可也此證雖不曰小便不利而小便不利之意自在若小便利則水不停而厥悸屬陰寒矣豈宜發表利水耶

方有執曰金匱云水停心下甚則悸者是悸為水甚而厥則寒甚也寒無象而水有形水去則寒消而厥亦愈入胃者水能滲土也

俞昌曰太陽篇中飲水多者心下必悸故此厥而心悸者明係飲水所致所以乖其水未漬胃先用茯苓甘草湯治水以清下利之源

後迺治厥庶不致厥與利相因耳

程郊倩曰寒因水停而作厥者其證以心下悸為驗厥陰有此多因消渴得之水其本也寒其標也不先水而先厥且防水漬入胃敢下之乎

汪琥曰厥而心下悸者明係飲水多寒飲留於心下胸中之陽不能四布故見厥此非外來之寒比也故法宜先治水須與茯苓甘草湯而治厥之法即在其中矣蓋水去則厥自除也不爾者謂不治其水則水漬下入於胃必作利也

吳人駒曰氣脉流行不循常道是為悖逆名之曰厥但厥有虛實寒熱氣水之不同此因於水者也水氣不循故道則水之寒氣上乘於心而為悸故治水即所以去悸而厥亦同設或不然則水之甚者其土沮洳因為之利矣

舒詔曰此證宜用桂苓朮附砂半等藥茯苓甘草湯不中也

章楠曰凡治停水而小便不利者當化三焦之氣其水即從膀胱而泄也

此條傷寒論輯義第三百六十一條　厥陰篇

三百十九

下利後更煩按之心下濡者為虛煩也宜梔子豉湯

金鑑曰下利後不見諸逆惟更加煩者而言然按之心下濡而不痞者是虛煩也故亦宜梔子豉湯若按之不濡而痞硬則又為實煩當用大黃黃連瀉心湯矣

方有執曰更煩本有煩不為利除而轉甚也

林瀾曰此利後餘熱之證也曰下利後而利止者必非虛寒之煩乃熱遺於胸中也按之心下濡雖熱而非實熱故用此以清其虛煩也

三百二十

程郊倩曰熱利則煩若得之利後而心下不
硬者此為虛煩乃遺熱乘虛而客于胃中也
舒詔曰既利復吐上爭下奪中氣立斷慎之
此條傷寒論輯義第三百八十一條厥陰篇
傷寒六七日大下後寸脉沉而遲手足厥逆下
部脉不至咽喉不利唾膿血泄利不止為難治
麻黄升麻湯主之
金鑑曰傷寒六七日邪傳厥陰厥逆勝復之
時醫不詳審陰陽而大下之致變中寒下竭
之壞證中寒故寸脉沉遲手足厥逆下竭故
尺脉不至泄利不止也蓋未下之前陽經尚

伏表熱大下之後則其熱乘虛下陷內犯厥陰厥陰經循喉嚨貫膈注肺故咽喉不利唾膿血也此為陰陽錯雜表裡混淆之證若溫其下恐助上熱欲清其上愈益中寒仲景故以此湯主之正示人以陰陽錯雜為難治當於表裡上下求治法也蓋下寒上熱固為難溫裡寒無汗還宜解表故用麻黃升麻湯以解表和裡清上溫下隨證治之也

程知曰言厥逆有因於誤下致變者也凡傷寒熱熾者其陰必暴亡七日雖當傳裡之時設表證仍在而大下之則陰傷而陽亦陷寸

脉沉遲手足厥冷下利不止傷其陽而氣內蹈也下部脉不至咽喉不利吐膿血傷其陰而熱內迫也一下之誤既傷其陽復傷其陰故难治與麻黄升麻湯以升陽調下清熱謫陰盖傳經熱邪從外入之內者仍當從內出於外也故曰汗出愈

俞昌曰寸脉沉而遲明是陽去入陰之故非陽氣衰微可擬故雖手足厥冷下部脉不至泄利不止其不得為純陰無陽可知况咽喉不利吐膿血又陽邪搏陰上逆之徵驗所以仲景特於陰中提出其陽得汗出而錯雜之

邪盡解矣
徐大椿曰此條皆上熱下寒之證此方乃傷寒壞症寒熱互見上下兩傷故藥亦照症施治病症之雜藥味之多古方所僅見觀此可悟古人用藥之法
此條傷寒論輯義第三百六十二條 厥陰篇

麻黄升麻湯方

麻黄 二兩半　升麻 一兩一分　當歸 一兩一分
知母 十八銖　黄芩 十八銖　萎蕤 十八銖
芍藥 六銖　茯苓 六銖　天冬 六銖
桂枝 六銖　甘草 六銖　石羔 六銖

白朮六銖　乾姜六銖

右十四味以水一斗先煮麻黄一兩沸去上沫内諸藥煮取三升去滓分温三服相去如炊三斗米頃令盡汗出愈

金鑑曰下寒上熱若無表證當以黄連湯為法今有表證故復立此方以示隨證消息之治也升麻萎蕤黄芩石膏知母天冬乃升舉走上清熱之品用以避下寒且以滋上也麻黄桂枝乾姜當歸白芍白朮茯苓甘草乃辛甘走外温散之品用以遠上熱且以和内也分温三服令盡汗出愈其意在緩而正不傷

三百二一

微邪而盡除也脈雖寸脈沉遲尺脈不至證雖手足厥逆下利不止究之原非純陰寒邪故兼咽喉痛吐膿血之證是寒熱混淆錯雜之病皆因大下奪中所變故仲景用此湯以去邪爲主邪去而正自安也

傷寒先厥後發熱而利者必自止見厥復利

金鑑曰厥逆陰也發熱陽也先厥後發熱而利必自止者是陰退而陽進也見厥復利者是陽退而陰進也熱多厥少病雖甚者亦可愈厥多熱少病雖微者亦轉甚可知厥熱乃陰陽進退生死之機也

三百二二

汪琥曰厥陰者陰之盡厥陰之經陽氣甚微故不論陰陽二證寒熱之邪但至其經無有不發厥者蓋厥即為逆起於手足今曰先厥者此初起便厥厥即下利發熱者則陽氣復而利必自止也

此條傷寒論輯義第三百三十五條 厥陰篇

純陽無陰證第四

傷寒先厥後發熱下利必自止而反汗出咽中痛者其喉為痺發熱無汗而利必自止若不止必便膿血便膿血者其喉不痺

金鑑曰此承上條而詳辨之以出其證也先

厥後發熱下利必自止厥回利止其熱若退為欲愈也若厥回利止其熱不退而反汗出者是厥陰病從陽化熱其邪上循本經之脉故咽喉痛痺也若厥回發熱無汗利不止者是厥陰邪熱因利下廹傷及脉中之血故必便膿血也便膿血者其喉不痺謂熱邪下利而不復上病咽痛也可知下利止其喉為痺者謂熱邪已上病咽痛即不復病下利也

喻昌曰先厥後熱下利止其病為欲愈矣乃反汗出咽中痛是熱邪有餘上攻咽喉而為痺也既發熱雖無汗為其陽已回所以利亦

止若不止則無汗明係邪不外出鬱熱在裡必主便膿血也便膿血者其喉不痺見熱邪在裡即不復在表在下即不復在上也

汪琥曰咽中痛者此熱傷上焦氣分也痺者閉也咽中痛甚其喉必秘而不通以厥陰經循喉嚨之後上入頏顙故也無汗利不止便膿血者此熱傷下焦血分也熱邪注下則不干上故曰其喉不痺

章楠曰發熱則邪從陽升故下利必自止也邪熱循喉而入肺肺合於皮毛故汗出而咽痛為喉痺也若熱不止者熱入於腸必便血

熱既入腸不傳於肺故便膿血者其喉不痺而無汗也

程郊倩曰利止後而反汗出咽中痛者得無辛溫過劑以致陽熱太勝而鬱蒸也棋局既變則應隨變不拘斟酌乎厥應下之之法苟不知此則熱勢上沖其喉必痺乃成急候又如發熱無汗而利不止知為陽勝而協熱利也便膿血者其喉不痺可見二證總是一證便膿血者不必清腸喉痺者不必涼膈祇此厥應下之之法陽受風氣故為喉痺陰受溫氣故為便膿血

舒詒曰咽中痛者其喉為痺此為風邪挾熱上攻而為喉痺以風性上行主升故也其發熱無汗而利必自止若不止必便膿血此為寒邪挾熱下攻而便膿血以寒性下行主降故也又曰便膿血者其喉不痺蓋風寒不同道也其喉痺者不便膿血又在言外也然此證更加于有汗無汗處求之風傷衛有汗寒傷榮無汗至于治法當從本氣厥利者宜破陰而行陽其喉痺而與便膿血者又宜破陽而行陰是法之一定而不可易者也

吳綬曰凡下血便膿血有陰陽冷熱之不同

古人云見血無寒又言血得熱而行此大概也大抵屬熱者常八九屬寒者纔一二不可定為寒也要略曰陽症內熱則下鮮血陰症內寒則下紫黑血如猪肝也夫陽症脉數而有力者為實熱若寒之藥可用數而無力者為虛熱當甘溫養血藥中佐以寒藥可也若陰症則脉遲而有力者為有神可治無力者難治也凡下利膿血身熱脉大者為难治身熱脉小者為易治也 愚按便膿血即今痢疾其症多熱故裡急後重為辨若因寒便血即雜病便血主以甘溫之品朱丹溪得脾湯

東垣補中益氣湯及濟生黑歸脾湯是也非竟用理中四逆湯雖然血因寒而便血用温熱審矣蓋血為陰氣為陽若峻以熱藥豈不耗血乎然失血一症多因氣有餘乃氣有餘故用藥宜甘寒為妥古云氣有餘便是火氣不足便是寒知此可悟因寒因熱不攻自破矣傷寒論中便膿血有三證皆傳經之熱邪各隨其輕重或用微凉或用疏導無不愈者惟桃花湯雖用乾姜然分兩最微赤石脂粳米居多恐利久則寒生若因沉寒仲景何不用附子也又可知矣 王才峰識

三百二
三

此條傷寒論輯義第三百三十八條　厥陰篇

傷寒一二日至四五日而厥者必發熱前熱者後必厥厥深者熱亦深厥微者熱亦微厥應下之而反發汗者必口傷爛赤

金鑑曰傷寒一二日即厥不已者是陰盛陽衰之寒厥也寒厥者即藏厥也若一二日厥至四五日而熱或一二日熱至四五日而厥前厥後熱前熱後厥是陰陽互為勝復之熱厥也熱厥者即陽厥也厥微者熱亦微厥深者熱亦深此厥乃應下之熱厥非當溫散之寒厥也若誤為寒厥而反溫散之則助其熱

上攻必口傷爛赤也
成無已曰經云諸四逆者不可下之至此又
云應下最宜詳審先賢謂熱厥手足雖厥冷
而或有溫時手足雖逆冷而手足掌心必煖
戴元禮又以指甲之煖冷紅青别厥證之寒
熱皆慎之至也
汪琥曰此條乃傳經邪熱陽極似陰之證傷
寒一二日至四五日而厥者言傷寒在一二
日之時本發熱至四五日後而厥者乃邪傳
厥陰之候也必發熱者言病人四肢及肌表
雖厥而軀殼以内必發熱也前熱者後必厥

乃申明一二日為前四五日為後以見熱極必發厥也陽邪深伏應須以苦寒之藥下去其熱使陰氣得伸則陰陽平四肢和順而不厥矣粗工見厥認以為寒而反用辛溫之藥辛溫皆升引熱上行必口傷爛赤以厥陰之脉循頰裡環脣內故也

尤在涇曰傷寒一二日至四五日至陰陽邪正交爭互勝之時或陰受病而厥者勢必轉而為熱陰勝而陽爭之也或陽受病而熱者甚則亦變而為厥陽勝而陰被格也夫陽勝而陰格者其厥非真寒也陽陷于中而陰見

徐

於外也是以熱深者厥亦深熱微者厥亦微隨熱之淺深而爲厥之微甚也夫病在陽者宜汗病在裡者宜下厥者熱深在裡法當下之而反發汗則必口傷爛赤蓋以蘊隆之熱而被升浮之氣不從下出而從上逆故耳

程郊倩曰陽厥須用破陽行陰之法下其熱以通其厥也若反發其汗則辛温助其升引熱邪上攻則口傷爛赤矣

舒詔曰厥應下之之法非如陽明內結用承氣湯之法也此但可用黃連阿膠石羔知母之類破陽行陽但下其熱非攻其結也

三百二
四

陳脩園曰此一節逆承上節諸四逆厥者不可下之恐人泥其說而執一不通也註家謂單指厥而言非是按前云不可下者指承氣等方而言也此云應下之者熱證輕有四逆散重有白虎湯寒證有烏梅丸是也

此條傷寒論輯義第三百三十九條（厥陰全篇）

嘔家有癰膿者不可治嘔膿盡自愈（此條傷寒論輯義第三百四十條厥陰全篇）

金鑑曰心煩而嘔者內熱之嘔也渴而飲水之嘔者停水之嘔也今嘔而有膿者此必內有癰膿故曰不可治但俟嘔膿盡自愈也蓋癰膿腐穢欲去而嘔故不當治若治其嘔反

傷寒從新　卷十一　厥陰全篇

逆其機，熱邪內壅，阻其出路，使無所泄，必致他变，故不可治嘔，膿盡則熱隨膿去而嘔自止矣。

汪琥曰：肺胃成癰，由風寒蘊于經絡，邪鬱于肺，或入胃府，变而為熱，熱甚則氣瘀血積而為癰。癰者，壅也，言熱毒壅聚而成膿也。

鄭重光曰：邪熱上逆，結為內癰，肺胃之癰是也。

章楠曰：邪熱鬱而成膿，正氣振作，邪由厥陰而出於胃，胃氣壅逆而嘔膿，膿盡則邪盡而自愈。若治嘔，必降氣，反使邪不得出，故不可

治嘔也
唐宗海曰便膿血屬厥陰嘔膿血亦屬厥陰則知厥陰主血脉並知風熱相煽則血化為膿凡治一切膿血皆得主腦矣
尤在涇曰癰膿者傷寒熱聚于胃口而不行則生腫癰而膿從嘔出癰不已則嘔不止是因癰膿而嘔故不可概以止嘔之藥治之膿盡癰已則嘔自止此胃癰雜病當隷陽明不當入厥陰也叔和不察誤編厥陰篇中茲特檢出另列簡誤其他厥陰進退及下利嘔逆等證亦有不必定屬厥陰者而實為三陰並

有之證并仍其舊學者當以意會之

滑按嘔家是素有嘔也若其因肺胃癰膿不可以吳茱萸湯治嘔耳設是肺胃癰症不當入厥陰傷寒門仲景以癰膿雖因肺胃熱邪非肝氣鬱悖不患癰膿之候倘其人曾患膿癰又患傷寒當治癰不必治因傷寒以吳茱萸湯療嘔逆也內經云治病必求于本急者治其標緩者治其本然傷寒豈緩症乎而不知肺癰較傷寒更急仲景又曰肺癰一症始萌即不治未萌可治萌潰也肺癰當甘桔湯與嘔家吳茱萸湯不

三百二
五

同也 王少峰識

傷寒下利日十餘行脈反實者死

金鑑曰傷寒下利日十餘行正氣虛也其脈當虛今反實者邪氣盛也正虛邪盛故主死也

成無已曰下利裡虛也脈當微弱反實者病勝藏也故死脈不應病此之謂也

鄭重光曰脈實則胃氣失和緩之狀而真藏之脈獨見邪盛正脫矣

章楠曰不論發熱厥冷凡下利者其氣爲脈必沉弱反實者急强有力而無和緩之象是無胃氣之真藏脈也故死

三百二六

程郊倩曰無脉者並象也然陽脱不必盡見脉虚下利甚脉反實者真藏之氣獨見胃氣不能與之俱則亦死

此條傷寒論輯義第三百七十五條 厥陰篇

熱利下重者白頭翁湯主之

金鑑曰熱利下重者熱傷氣滯裡急後重便膿血也以白頭翁湯主之者以其大苦大寒寒能勝熱苦能燥濕也

程知曰按少陰自利而渴亦有虛而引水自救者猶當以小便之赤白脉之遲數辨之此言熱邪內結者也熱邪內結而致下重故純

用苦寒以勝熱而厚腸也

尤在涇曰傷寒熱邪入裡而作利者謂熱利下重即後重熱邪下注雖利而不得出也白頭翁苦辛除邪氣黃連黃柏秦皮苦以堅之寒以清之濇以收之也

柯琴曰暴注下迫屬于熱熱利下重乃濕熱之穢氣發過廣腸故魄門重滯而难出也內經曰小腸移熱于大腸為虙瘕即此是也

張璐曰熱利而至下重濕熱交併之象也

王肯堂曰利則津液少熱則傷氣氣墜下利致後重也與白頭翁湯散熱厚腸

周揚俊曰邪傳厥陰風性上升而為邪所滯木性下達而為火所逼遂致勤努而不得快泄設欲用通為法大禁也以少陽禁下即厥陰表也實藏府相連者也故明言下重為熱謀去其熱則不治利而利自除耳

徐大椿曰凡下重皆屬於熱

吳鞠通溫病條辨云噤口痢熱氣上衝腸中逆阻似閉腹痛在下尤甚者白頭翁湯主之此噤口痢之實證而偏於熱重之方也

此條輯義第三百七十條 厥陰篇

白頭翁湯方

白頭翁 二兩　黄栢 三兩

黄連 三兩　秦皮 三兩

右四味以水七升煮取二升去滓温服一升不愈更服一升

金鑑曰三陰俱有下利證自利不渴者屬太陰也自利而渴者屬少陰也惟厥陰下利屬於寒者厥而不渴下利清穀屬於熱者消渴下利下重便膿血也此熱下重乃火鬱濕蒸穢氣奔逼廣腸魄門重滯而難出即内經所云暴注下迫者是也君白頭翁寒而苦辛臣秦皮寒而苦濇寒能勝熱苦能燥濕辛以散

火之鬱滯以收下重之利也佐黄連清上焦之火則渴則可止使黄栢瀉下焦之熱則利自除也治厥陰熱利有二初用此方之苦以瀉火以苦燥之以辛散之以濇固之是謂以寒治熱之法久利則用烏梅丸之酸以收火佐以苦寒雜以温補是為逆之從之隨所利而行之調其氣使之平也

若震亨曰此方寒以勝熱苦以堅陰用治熱下重欲飲水者蓋下重則熱邪奔追欲飲則津液為熱所傷矣或通或濇皆所不宜但清其熱而利自止

三百二七

唐宗海曰市中白頭翁繁茸曲屈形如蒿艾其葉外白内青又名茵陳實非白頭翁也蓋白頭翁一莖直上四面細葉莖高尺許通体白芒其葉上下皆白芒也花微香而味微苦乃草中秉金性者能無風獨搖以其得木氣之和也有風不動以其秉金性之剛也故用平木熄風又其一莖直上故治下重使風氣上達而不迫注也

下利欲飲水者以有熱故也白頭翁湯主之

金鑑曰下利欲飲水者熱利下奪津液求水以濟乾也以白頭翁湯主之

、陳脩園曰此申明白頭翁湯能清火熱而引
陰液以上升也

、程郊倩曰熱利則飲水邪熱耗其津液也白
頭翁湯主之熱除則津回異乎少陰自利而
渴之為下焦寒矣

、喻昌曰此條從上文另申一義見下利欲
飲水者與藏寒利而不渴自殊乃邪熱內耗
津液縱未顯下重之候亦當以前湯勝其熱
矣

、周揚俊曰白頭翁湯皆涼藥也然四者之中
各有分治能逐血以療腸澼者白頭翁也祛

洗發肝家之熱以散其邪者秦皮也能去心火而厚腸胃者黄連也能除熱以利小腸即可以止泄者黄柏也合四者之長以治熱利下重而有不愈者乎

柯琴曰下利屬胃寒者多此欲飲水其内熱可知

尤在涇曰傷寒自汗不渴者為藏有寒也太陰自受寒邪也下利欲飲水者以裡有熱傳經之邪厥陰受之也白頭翁湯除熱堅下中有秦皮色青味苦氣涼性澁能入厥陰清熱去遲而止利也

三百二
八
陰

卷十　純陽無陰症

此條傷寒輯義第三百七十九條 厥陰篇

陽進欲愈證第五

傷寒病厥五日熱亦五日設六日當復厥不厥者自愈不過五日以熱五日故知自愈

金鑑曰傷寒邪傳厥陰陰陽錯雜為病若陽交於陽是陰中有陽則不厥冷陰交於陽是陽中有陰則不發熱惟陰盛不交于陽陰自為病則厥冷也陽亢不交于陰陽自為病則發熱也蓋厥熱相勝則逆逆則病進厥熱相平則順順則病愈今厥與熱日相等氣自平故知陰陽和而自愈也

方有執曰厥五日熱亦五日陰陽勝復無偏也當復厥不厥陽氣勝也陽主生故自愈也

張璐曰此云厥終不過五日言厥之常後云厥反九日而利言厥之変蓋常則易治変則难復也

林瀾曰三陰經傷寒太陰為始則手足温少陰則手足冷厥陰則手足厥逆然病至厥陰陰之極也反有發熱之理蓋陽極而生陰故陽病有厥冷之證陰極而生陽故厥逆有發熱之條

魏荔彤曰此與上一二日至四五日條乃申

解厥陰病厥熱互見以明其陽陷入陰之深淺均應理其熱邪無傷陰分不可悮見陽陷為厥即以為寒亦不可見陽升發熱即為可忻而妄治也上條言一二日至四五日夫久病非寒故知其傳經之陽陷于陰而得厥也厥者必發熱是因後之必發熱知為熱厥而非寒厥也前熱者後必厥正見傳經熱邪入于厥陰升降不能故發為厥熱互見之症也厥深為日多也熱入陰分之深也故厥後必熱熱亦因深而久也厥微為日少也熱入陰分微也故厥後必熱熱亦因淺而微也然大

三百二九

柴胡湯治熱厥尤為對症寒厥之用四逆湯是也

此條傷寒論輯義第三百四十條厥陰篇

下利脉沉弦者下重也脉大者為未止脉微弱數者為欲自止雖發熱不死

金鑑曰此詳申下利圊膿血之證脉也脉沉主裡脉弦主急下重後重也下利脉沉弦故急後重也凡下利之證發熱脉大者是邪盛為未止也脉微弱數者是邪衰為欲自止雖發熱不死也由此可知滞下脉大身熱者必死也

俞昌曰下利而脉沉弦主裡急後重成滯下之證即今所稱痢證也脉大者即沉弦中之大脉微弱數者即沉弦中之微弱數也

成無己曰沉為在裡弦為拘急裡氣不足是主下重大則病進為利未止脉微數弱者邪氣微而陽氣復為欲自止雖發熱止由陽勝非大逆也

王肯堂曰脉沉弦四逆之類脉大葛根黄芩黄連湯

尤在涇曰沉為裡為下弦為陰下利脉沉弦者陰邪在裡而盛于下故下重也脉大者邪

三百十三

氣盛經曰大則病進故為未止脈微弱為邪氣微數為陽氣復陰寒下利陽復而邪微則欲愈之候雖復發熱亦是陽氣内充所致不得比于下利發熱者死之例也

此條傷寒論輯義第三百七十一條厥陰篇

下利脈數有微熱汗出令自愈設復緊為未解

下利有微熱而渴脈弱者令自愈下利脈數而渴者令自愈設不差必圊膿血以有熱故也

金鑑曰厥陰下利脈數熱利也若熱微汗出知邪微欲解下利必自止故令自愈也設脈復緊為表邪猶盛未能解也 又曰厥陰下

利有大熱而渴脉弦者乃邪熱俱盛也今下利有微熱而渴脉弱者是邪熱衰也邪熱既衰故可令自愈也 又曰下利脉數而渴者是內有熱也若身無熱其邪已衰亦可令自愈也設下利脉數而渴日久不差雖無身熱必清膿血以內熱傷陰故也

成無己曰下利陰病也脉數陽脉也陰病見陽脉者生微熱汗出陽氣得通也利必自愈諸緊為寒設復脉緊寒邪猶盛故云未解

沈明宗曰數條乃指厥而下利便膿血者或見實大浮數微弱沉濇弦緊洪長諸脉當分

虛實寒熱即知欲愈真為察病之微旨
方有執曰微熱陽漸回也渴内燥未復也脉
弱邪退也令自愈言不須治也
程知曰下利以陽復邪微為愈微熱而渴證
已轉陽脉弱則邪氣已退故不治自愈若下
利大熱脉盛又是逆候矣
程郊倩曰脉數而渴陽勝陰矣故令自愈若
不差則陰虛熱入經所云脉數不解而下利
不止必協熱下利而便膿血是也
此條輯義分三條第三百七十三六十六六
十五條

厥陰病渴欲飲水者少少與之愈

金鑑曰厥陰病渴欲飲水者乃陽回欲和求水自滋作解之兆當少少與之以和其胃胃和汗出自可愈也若多與之則水反停漬入胃必致厥利矣

張璐曰陽氣將復故欲飲水而少少與之者蓋陰邪方欲解散陽氣尚未歸復若恣飲不消反有停蓄之患矣

汪琥曰厥陰有消渴一證不省自愈者蓋熱甚而津液消爍雖飲水不能勝其燥烈乃邪氣深入未愈之徵也而此條之渴欲飲水與

三百三二

之愈者蓋其熱非消渴之比乃邪氣向外欲解之機也兩者自是不同

柯琴曰水能生木能制火故厥陰消渴最宜之

章楠曰水為天一之精少少與飲諸陽以清熱其病可愈

此條傷寒論輯義第三百三十二條（[illegible]）

厥陰中風脈微浮為欲愈不浮為未愈

金鑑曰厥陰中風該傷寒而言也脈微厥陰脈也浮表陽脈也厥陰之病既得陽浮之脈其邪已還于表故為欲愈也不浮則沉沉裡

陰脉也是其邪仍在於裡故為未愈也

成無己曰脉浮為邪氣還表作汗之兆故云欲愈不浮則邪氣深入正多變證故云未愈

方有執曰風脉當浮以厥陰本微緩不浮故微浮則邪見還表為欲愈也

章楠曰風為陽邪故能從陰出陽如少陰病始得之反發熱者以少陰外通太陽故而身熱若厥陰外通少陽少陽有往来寒熱故厥陰有發熱而厥厥後又熱之證皆表裡經絡相應故也

尤在涇曰此厥陰經自受風邪之證脉浮為

邪氣少浮為病在經經病而邪少故為欲愈或始先脉不微浮繼乃轉而為浮者為自陰之陽之候亦為欲愈所謂陰病得陽脉者生是也然必兼有發熱微汗等候仲景不言者以脉訣證也若不浮則邪著陰中漫無出路其愈正未可期故曰不浮為未愈

魏荔彤曰此言厥陰病得愈之脉本厥陰病脉應沉中見緊或見數俱非微脉亦有陽微而脉微者則浮沉取之皆微今沉取不見緊數知陰分之邪已離浮取見微知陽分之表欲透此微即太陽中風之陽浮而陰弱也本

厥陰病若真中風自有口眼歪斜等症今脉微浮既非無根之陽外脫亦非厥陰之陽內陷是厥陰之邪隨陽氣由少陽達太陽欲愈之機也故可以厥陰中風名其病見陽升邪脫可識經盡得解之候也是全于浮之一診決之浮則愈不浮則未愈邪透表則愈邪未透表則病未全已桂枝陽正喫緊法矣

此條輯義第三百三十一條厥陰篇

厥陰轉陽明府證第六

下利讝語者有燥屎也宜小承氣湯金鑑編在陽明

金鑑曰下利裡虛讝語裡實若脉滑大證兼

裡急知其中必有宿食也其下利之物又必稠粘臭穢知熱與宿食合而為之也此可決其有燥屎也宜以小承氣湯下之於此推之可知燥屎不在大便鞕與不鞕而在裡之急與不急便之臭與不臭也

汪琥曰下利者腸胃之疾也若譫語則胃實與厥陰無異乃腸中有燥屎不得下也治宜小承氣湯者此半利半結祇須緩以攻之也

又曰或問既下利矣則熱氣得以下泄何由而致譫語有燥屎也答曰此係陽明府實大熱之證胃中糟粕為邪所壅留著於內其未

成硬者或時得下其已成硬者終不得出則燥屎為下利之根燥屎不得出則邪熱上乘于心所以譫語要之此證須以手按臍腹當堅痛方為有燥屎之徵

舒詔曰熱結旁流之證上實下虛也法當用附子湯合小承氣以除結理虛寒而病自愈也單小承氣非法也然下利譫語必非見舌胎乾燥惡熱不眠方知胃有燥結若見舌胎滑而冷惡寒多汗聲低息短者乃為陽虛氣脫神魂無主急當回陽止泄以固其脫承氣大不可用也

尤在涇曰譫語者胃實之徵下利得此爲有燥屎所謂利者不利是也與小承氣湯下其燥屎〻去花適下利自止經云通因通用此之謂也金匱治下利按之心下堅者與大承氣湯與此同意所當互考此太陰轉入陽明之證與厥陰無涉作簡誤九條

張路玉曰下利則熱不結胃不實何得譫語耶此必邪返於胃內有燥屎故雖下利而結者自若也與陽明證譫語胃中有燥屎正同乃不用大承氣而用小承氣者以下利腸虛兼之厥陰主裡故也

此條傷寒論輯義第三百八十條

厥陰轉少陽經證第七

嘔而發熱者小柴胡湯主之

金鑑曰此條衍文已見太陽中篇半夏瀉心湯條上

張璐曰厥陰之邪欲散則逆上而還少陽必發熱而嘔以肝胆藏府相連故用小柴胡以升提厥陰之邪從少陽而散也

尤在涇曰此邪在少陽之經非厥陰本病也故以小柴胡湯和解少陽之邪邪解則嘔與熱俱止或厥陰病而外連少陽者亦有之然

三百三五

亦必以小柴胡先解少陽為急所謂病自内之外而盛於外者先解其外而後治其内也

徐大椿曰但發熱而非往来寒熱則與太陽陽明同惟嘔則少陽所獨故亦用此湯

舒詔曰此證必兼口苦咽乾目赤否則方内當去黄芩

此條傷寒論輯義第三百八十五條 厥陰上篇

厥陰回陽熱從外解證第八

下利後身疼痛清便自調者急當救表宜桂枝湯發汗

張璐曰厥陰病自利止後圊便自調知裡寒

已退但身痛者邪氣已還于表故用桂枝以和榮衛而愈也

○謹按此條已見太陽中篇傷寒醫下之續得下利清穀不止身疼痛者急當救裡救裡宜四逆湯後身疼痛清便自調者急當救表宜桂枝湯之條張璐分利止後另編此條作為二綱其意不論何病邪陷厥陰受之其邪衰還表用桂枝主之如太陰還表亦用桂枝湯又如厥陰藏邪還少陽經症用小柴胡湯同法蓋凡病皆當先表後裡惟下泄清穀則以扶陽溫解為急而表症為緩也仲景微用經標

三百三六

本篇為治法仲景深得軒岐心法漢代以下無復有也 王孟峰識

厥陰經自解候第九

厥陰病欲解時從丑至卯上 此條舊本第三百卅六條厥陰篇

金鑑曰丑寅卯三時厥陰風木乘旺之時也正氣得其旺則邪自退故病解

方有執曰厥陰之解自寅卯而終少陽之解自寅卯而始蓋寅為陽初動陰尚彊卯為天地闢陰陽分所以二經同旺其病自解由此而終始也

尤在涇曰厥陰屬風木之藏寅卯為木旺之

時藏氣勝而邪氣解亦如三陽及太少二陰之例也

柯琴曰木尅于丑旺于寅夘故主此三時

舒詔曰六經之病各解于旺時又說亦未盡然總以邪退則病愈時不可限也

氣上衝心

金鑑曰此腹中之氣時時上衝也氣撞心痛吐蚘者厥陰病也不吐蚘者病在陽分表邪也宜桂枝湯氣上衝咽而喘者寒實在胸也宜瓜蒂散（傷寒指掌引金鑑）

氣上衝者腹裡氣時時上衝也此汗吐下後之

疾雖經下之邪猶在表也痞滿氣上衝咽喉亦由誤下汗吐而生又有病如桂枝證胸中痞鞕氣上衝咽喉不得息瓜蒂散蓋未經誤下誤汗誤吐作膈實故宜吐也厥陰氣上撞心易病氣上衝尤宜消息接條而施治焉 參成氏

厥陰氣上撞心此寒熱錯雜之邪烏梅丸黃連湯選用 緒論

按厥陰氣撞熱疼如饑不納食即吐蚘等症總屬肝胃之病因胃中虛寒肝風襲胃相火挾濁陰上衝故致斯症治法當以苦辛酸寒熱並用如川連吳萸黃芩乾姜茯苓半夏川椒烏梅之

類　叅葉案

吐蚘

氣上衝心疼不欲食吐蚘者厥陰病桂枝白朮茯苓湯理中安蚘散蚘厥者烏梅丸主之（准繩）

胃中虛冷理中安蚘散肝邪犯胃烏梅丸（指掌）

吐蚘者蓋因傷寒胃虛之人素有積冷妄發其汗以致胃中虛冷飢不欲食即吐蚘也先用理中湯次用烏梅丸待蚘已定而熱不退或嘔惡脉數者方用小柴胡湯此證身雖熱口雖渴忌用寒涼（葉桂）

胃中冷必吐蚘吐蚘人皆知為陰也然亦有陽

證吐蚘者蓋胃中空虛旣無穀氣故蚘上而求
食至咽而吐又看別證如何不可專以胃冷為
説曽記一人陽黄吐蚘又大發癍陽毒證口瘡
咽痛吐蚘皆以冷劑取効是亦有陽證矣戴氏
昔人云雜病吐蚘責於熱傷寒吐蚘責于寒殊
不知皆是胃虛邪盛寒熱錯亂所致所以仲景
烏梅丸辛熱苦寒補瀉並用而獨不用甘草者
蓋蚘聞甘即起聞酸即止聞苦即定見辣則頭
伏而下設不知此而純用辛熱之藥則吐逆轉
劇誤用苦寒之藥則微陽頓絶危殆立至也然
金匱又有甘草粉蜜湯純用甘温者此又治久

病胃虛不得食而蚘病之藥不可因此礙彼也又有初見表證即吐蚘者此必夾食所致但與二陈湯中倍生姜烏梅加細辛川椒紫蘇藿香之品自安凡人胃脘忽痛忽止身上乍熱乍寒面上乍赤乍白脉倏亂倏靜口中吐沫不食者便是蚘厥之候緒論

吐蚘因熱則煩嘔不止宜黄連解毒湯白虎湯俱加川楝子使君子烏梅此大略也若治温病而用理中烏梅正如抱薪救火也蓋温病無陰証若至吐蚘則表裡三焦熱鬱亢極胃熱如沸蚘動不安下氣不通必吐蚘此常事也酌用三

黄石羔湯加味凉膈散俱加川楝子使君子烏梅則熱退而蚘自不出也寒溫
吐蚘而渴理中湯加大黄入蜜利之士材

◎厥 與卒厥不同

厥者手足逆冷有陰陽之分◎自熱至溫自溫至厥者邪從三陽經来傳經之熱邪也四逆散甚者四肢雖厥大便秘小便赤脉沉滑此陽症似陰所謂厥深熱亦深也宜白虎承氣湯為治也◎陰厥乃三陰自受寒邪或腹痛吐利或下利清穀宜四逆湯理中湯當歸四逆湯主治

按凡言四逆或言厥言逆者皆為重證若舉四

肢而言也言指頭寒言手足厥與逆與冷者皆為厥微蓋手之上為腕腕上為臂足之上為踝踝之上為脛也其病之輕重淺深皆寓于書法之中不可不審自熱至温至厥乃傳經之邪四逆散主之厥逆大便秘小便赤或大便黑脉沉而滑此為陽證似陰白虎湯甚者大承氣湯不可誤也 希準純

金鑑曰太陰經無厥逆而有手足温少陰經有寒厥而無熱厥厥經有寒熱二厥寒厥者祇寒而不熱也熱厥者由熱而厥由厥而熱熱厥相因無休歇當辨陰陽淺深以當歸四逆承氣等

湯施治可也詳厥陰篇
陽氣衰于下則為寒厥陰氣衰于下則為熱厥
經曰陽氣起于足五指之表陽脉聚于足下而
聚于足心故陽氣勝則足下熱陰氣起于五指
之裡陰脉集于膝下而聚于足心故陰氣勝則
從足五指至膝上寒其他傷寒時疫熱極入深
手足厥冷者所謂熱深厥深陽極似陰也若誤
認為寒而用熱藥則殺人於俄頃矣宜承氣白
虎湯大柴胡湯若真是陰寒而厥者則宜附子
理中湯又有陰熱厥宜滋陰以制火又有火鬱
脾土之中手足熱甚者東垣升陽散火湯所由

設也。棄桂

四逆者手足逆冷四肢温也厥逆者四肢有時自温有時冰冷也。若初起便厥冷四逆而脉沉者當從陰寒例治。又始本陽證發熱因誤服寒凉過多或汗下太過致變四逆者當從壞證例治。厥逆雖有寒熱不同無論傳經直中俱屬陰經皆不可發汗。若温病熱病時疫熱極而厥者凉膈合解毒或合承氣下之熱不退者再下之。熱病厥手足冷脉滑者裡有熱也白虎湯沉滑者承氣湯此温熱厥逆治法不可拘于傷寒陽厥而禁大下也。食厥手足逆冷上部有脉下部無脉當吐之 ○厥逆下利反能食而脉不至或散大無倫者為除中不治緒論厥逆陽傷宜滋養後天胃氣兼助下焦真陽補陰益氣煎或大温中飲陰傷宜滋補先天真陰兼清血中之熱左歸丸料或六味地黄丸料俱加青蒿地骨皮是在臨證活法寒温

陳士鐸曰傷寒發熱而能發厥便有可生之機以厥則邪能外出也然厥可暫而不可久況身熱而下利至甚如何可久厥而不止乎定為死症也蓋下寒上熱鬱結于中而陰陽之氣不能彼此相接也必須和陰陽而通達上下則死可

変生方用人參白朮附子甘草蘇子等品服後厥仍不止真不可救

張景岳曰陰厥一證既無陽證陽脉而病寒若此明是陰證今人但曰中寒者即其病也治宜溫中也陽厥一證雖由傳經又豈盡無陰證乎故凡病真陽不足即陽中之陰厥也脉弱無神者即陽中之陰厥也攻伐清凉太過者即陽中之陰厥也四肢為諸陽之本使非有熱結煩渴脹實等證而見厥逆者皆陽氣不足也成無已曰大抵厥逆為陰所主寒者多矣又曰厥為陰之盛也故凡屬挾虛傷寒則雖自陽經傳入者

是亦陽中之陰厥也陰中之陰者宜溫陽中之陰者果宜涼乎學者勿謂先有頭痛發熱但自三陽傳至者便為陽厥而寒因熱用之則為害不小矣

○濟按厥逆雖有熱厥宜下寒厥宜溫之分我故曰凡病而致厥者陰陽不相順接終非吉兆大抵熱厥者多生寒厥者多死蓋熱厥必由三陽經傳至邪熱不能外達大便必結滯不通脉必滑而有力故仲景曰傷寒脉滑而厥裡有熱也白虎湯主之又曰少陰病四逆其人或欬或悸或小便不利或腹中痛或泄

利下重者四逆散主之是也上二節謂之熱
厥也一用白虎湯清陽明之熱一用四逆散
微清熱邪方用枳實微通腸滯用柴胡監制
枳實之速下本草云枳寔有倒墻壁之功仲
景用柴胡以制之早戒不可下之之意也仲
景又曰諸四逆厥者不可下之少陰病但厥
無汗而强發之必動其血合二條觀之厥逆
一證不可發汗又不可下何仲景又曰厥應
下之而反發汗者必口傷爛赤豈仲景自相
矛盾乎蓋厥之一症不容間髮所當詳考蓋
先四逆而後厥與先發熱而後厥者其來迴

異故彼云不可下乃寒厥也直中之邪也此云厥應下之乃熱厥也傳經之邪也以其熱深厥深當用苦寒之藥清解其在裡之熱即名為下如下利譫語但用小承氣湯止耳亦不可峻下又如少陰病四逆而用四逆散又與白虎湯條同意仲景治厥逆用下用溫用清而未用發汗之訓故仲景云少陰病但厥無汗而强發之必動其血或從口鼻或從目出必有下厥上竭之變所當消息耳他如陰厥似陽最難明了假如其證厥逆脉象濇濮如雨沾砂舌胎白滑口和不渴躁擾不眠譫

語鄭聲妄言直視汗出于頸剤頸而還面色枯白諸見證皆是寒厥之候惟其大便不通似屬陽厥之疑用藥棘手遂從無策承氣下之又慮其陰四逆湯溫之轉慮其陽此所謂寒厥兼陽也若行下之未必能生溫之未必能活下之亦死不下亦死此名壞症故仲景斷之曰傷寒陽證見陰脉則死陰症見陽脉則生仲景尚不出方施治而斷之敗症我輩凡流豈能為也仲景之學可謂卓識獨超千古仲景之書真可謂之活人書也昔華元化見仲景所著傷寒雜病論而贊之曰此活人

書也 王少峰識

下利 當與少陰篇下利參

熱者下利譫語有燥矢也宜小承氣湯。熱利下重欲飲水者白頭翁湯。寒者下利清穀手足厥冷者四逆湯。下利汗出而厥者亦四逆湯。厥而下利先厥後發熱者利必自止再厥必後利。下利脈大為逆脈緊者為未解脈大者為未止脈弱者為自愈雖發熱不死 參尊經諸論

傷寒下利脈反大實者死。傷寒發熱下利至厥冷不止者死。傷寒發熱下利厥逆躁不得臥者死。金匱要略曰六府氣絕於外者手足

寒五藏氣絶於内者利不止孰能治之春寒温

少腹滿

臍下爲少腹。夫胸中滿心下滿皆氣與痰也大腹滿者多有燥屎也少腹滿者有物聚也蓋身半以上同天之陽身半以下同地之陰清陽出上竅濁陰出下竅故上滿者氣與痰也在下滿者物也物者有溺與血之分邪结下焦則津液不通血氣不行或溺或血流滯而脹滿也若小便利者蓄血之證也小便不利蓄溺之證也血蓄膀胱宜桃仁承氣湯水蓄膀胱宜五苓散二證俱是熱邪若四肢厥冷小便清白者而少

腹滿者是冷結膀胱宜當歸四逆加吳茱萸生
姜湯不厥冷小便自利者是血蓄膀胱宜桃仁
承氣湯若大小俱不利者是水熱蓄結宜八正
散合參準繩金鑑
凡在温病解毒承氣湯加夜明砂桃仁丹皮温
病無陰症寒温
少腹滿痛皆為裡證與胸脇滿之屬氣不同也
太陰身黃脉沉小腹滿小便不利茵蔯蒿湯是
濕熱蘊結下焦也陽明府實小便短赤大便秘
結少腹痛大承氣湯是有燥屎也又有停食未
消阻于下焦是停食也參緒論

囊縮

舌卷囊縮者死。熱極而縮者承氣，寒極而縮者四逆、吳茱萸。吳坤安

傷寒傳至厥陰，邪熱內伏，陽氣不得外通，所以經脉縮急，反有似乎陰寒之狀，以肝主諸筋故也。故凡舌卷囊縮從三陽熱證傳至厥陰而見此症者，乃肝氣燔灼，木受火困而不舒，縱為熱極危殆之候。男子則囊縮，婦人則乳頭縮也。始病無熱，便厥冷無脉而見此證，乃厥陰虛寒，內則經脉失養而引急不舒，外則肢体踡曲而下部不溫，乃肝藏垂絕之候，宜四逆加吳萸肉

桂温之并灸關元氣海及葱熨法。又寒疝腹痛往往有囊縮睾丸引急而舌不卷者四逆湯加吳茱萸茴香 緒論

陽明之熱陷入厥陰陽明主潤宗筋宗筋為熱所攻弗榮而急引舌與睾丸為熱急危殆之候也 汪昂

正厥陰古法

仲景述厥陰病消渴氣上撞心心中疼痛飢而不欲食食則吐蚘下之利不止皆厥陰自病之熱症並非傷寒傳經之熱邪蓋厥陰內藏相火其消渴火盛水虧也氣上撞心心中疼熱肝火

乘心也饑不欲食食即吐蚘風木尅土胃中空虛也下之即利土受木賊不禁再利也不得以正傷寒視之

凡傷寒手足厥冷脉細欲絶者此寒傷厥陰之表但當温散其表不可遽温其裡當歸四逆湯主之蓋厥陰相火所寄藏氣本熱寒邪止得傷其經而不内傷其藏故止用桂枝以觧外邪當歸以和肝血細辛以散寒大棗以和營通脉以適陰陽則表邪散而營衛和手足温而脉自不絶矣若其人素有寒邪加呉茱萸以温本藏之寒

論曰厥陰中風脉微浮為欲愈脉不浮為未愈按此止有欲愈未愈之脉並無未愈之証治不能無闕文之憾要不出乎桂枝湯為主治風中厥陰本經脉微浮風邪外出故欲愈也不浮而沉則風邪入裡木欝不舒則下尅脾土必変熱利下重渴欲飲水之症宜白頭翁湯主之白頭翁秦皮以平風黃栢黃連以清火是苦以堅之也若厥陰久利不止用烏梅丸酸以收之也

厥陰寒格醫復吐下之食入口即吐乾姜黃連黃芩人參湯主之寒格于下拒熱于上故格拒

不納芩連以清上熱乾姜以開寒格因悞治以虛中氣故用人參助乾姜以壯胃陽而開陰格也

傷寒腹滿讝語寸口脉浮而緊此肝乘脾也名曰縱刺期門　㨿腹滿讝語為太陰陽明裡症脉浮而緊為太陽陽明表脉何以辨其為厥陰脉法曰脉浮而緊者名曰弦也內經謂諸腹脹大皆屬于熱又曰肝氣甚則多言是腹滿由于肝火而讝語乃肝旺所發也肝木侮脾故曰縱厥陰忌汗下故刺期門以泄之

傷寒發汗嗇嗇惡寒大渴欲飲水其腹必滿此

肝乘肺也名曰刺期門自汗出小便利其病欲解○按其腹因飲多而滿則非太陰而滿飲水不消亦非厥陰之消渴此肝邪挾火而刑肺金故大渴肺氣不能通調水道故腹滿侮其所勝曰縱侮所不勝曰橫自汗出小便利其欲解者得汗則發熱悪寒之表症自解得小便利則腹滿之裡症自除

厥陰有藏厥有蚘厥○藏厥 七八日脉微膚冷不煩而躁無暫安時此屬藏冷絶陰無陽故不治○蚘厥亦有脉微膚冷此内熱外冷故時煩而躁其顯症在吐蚘宜烏梅丸主之

凡厥者必發熱前熱者後必厥厥深熱亦深厥微熱亦微厥少熱多其病當進厥多熱少其病當進。厥微者四逆散厥深者白虎湯。此肝火乘胃也。脉滑而厥為熱厥宜白虎湯若反發其汗必口傷赤爛

厥陰新法

肝邪犯胃

凡遇傷寒熱病症見乾嘔渴飲胸脇滿悶格食不下或兩脇抽痛舌胎黃黑或兼吐蚘此即症兼厥陰肝邪犯胃而然也用桂枝芍藥川連乾姜茯苓半夏黃芩之類主之吐蚘加椒梅寒熱

似瘧加柴胡引出少陽

○肝風襲胃

凡傷寒暑濕之症有嘔吐青綠黑臭之水或黄黑濁飲或兼吐蚘此邪已犯厥陰因胃中空虛肝風乘虛襲胃所吐之物乃胃底腸中之陰濁被肝風翻騰遂致逆湧而上出于口俗名胃底翻是也治宜洩厥陰以安陽明如桂枝白芍川連吳萸半夏茯苓烏梅之類以泄厥陰次用人參代赭茯苓半夏乾姜川連烏梅之類以安胃鎮逆若其人陽明虛餒不禁酸苦又當安胃為主微兼泄肝宜人參姜連吳萸白芍茯苓半夏

烏梅代赭石之類主之

濕温干厥陰

若身熱耳聾口渴胸腹板窒入暮讝語嘔逆吐蚘舌胎黄中帶灰黑此濕熱之邪結于厥陰之界病勢最險宜黄連枳實半夏菖蒲烏梅姜汁之類治之

厥陰死證

若邪從三陽經傳入即在太陰已多危候再入少陰生者少死者多矣至傳厥陰内風已盛九竅熱極將閉無庸議治　凡見面青目白面黄目青面白目紫筋急直視角弓反張舌焦耳聾

皆厥陰將敗形色　舌卷囊縮鴉口喙嘴昏不知人醒作鼾聲蹻足喉直撮空直視躍躍欲起脉硬如弦此皆厥陰死候

附論足厥陰手厥陰病證不同　拙著

按內經曰足厥陰肝也手厥陰包絡也治傷寒家不容不別然傷寒治在六經溫病治在三焦昔陶華有言曰傷寒傳足不傳手葉天士亦云溫病與傷寒大異蓋傷寒之邪留戀在表然後化熱入裡溫邪則熱變最速易陷心胞又曰傷寒多有變證溫病雖久只在一經不移以此為辨焉若非二公倡論于前我輩豈知其蘊乎是

書所編厥陰篇法皆是足經見症獨缺手厥陰膻中一證故余補之于後假令溫病得一二日或五六日先發熱不已忽變厥逆沉昏讝語妄言手足微冷是熱邪陷入膻中之候膻中音屬手厥陰心胞也內寄相火是亦厥陰證也仲景須未明言而厥深熱深一語已包括無遺矣若下痢清穀手足厥逆不在此例又當從事足經之四逆理中輩溫之者也故仲景云虛寒厥逆賴及肝腎不可下下之則死蓋溫病熱深厥深所謂熱邪逆傳膻中之候大便必結脉必弦數口渴舌燥讝語神昏而不鄭聲姑以犀羊犀角

之類投之藥隨手應則吉倘足經症見厥逆脈象微濇妄言直視痾龖何益若屬溫病厥逆是厥深熱深猶行泄衛透榮方用羚羊犀角尖菖蒲琥珀大便秘結消息再加大黄口渴大飲微加石羔複加柴胡以斡旋亦道即仲景法曰輕者四逆散重者白虎湯厥應下之之法此是背城借一之末箸未識然否以俟　高名正之

王少峰識

[illegible]

[illegible]

光緒三十年甲辰三月望日灯下王少峰[illegible]識

傷寒從新卷十終

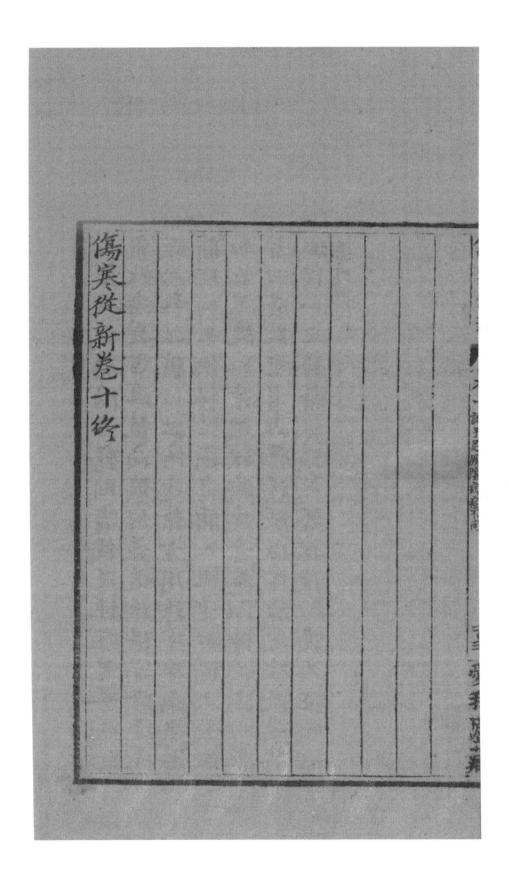

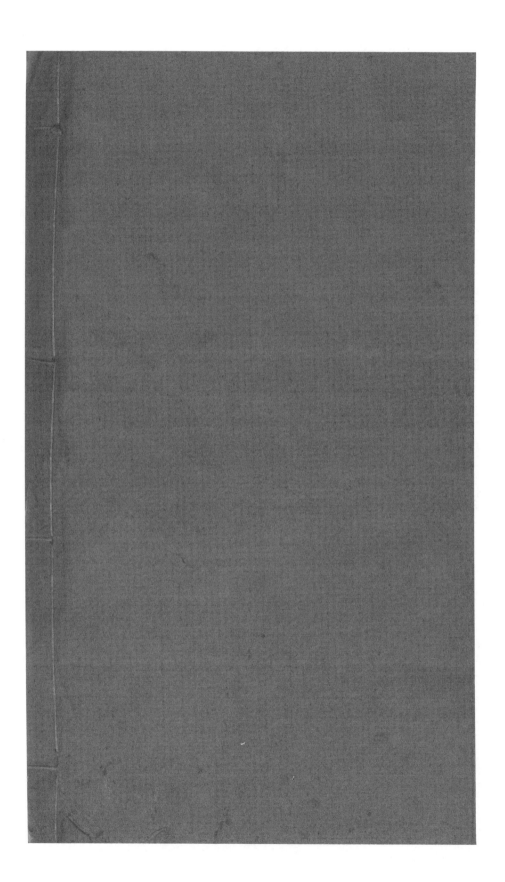